U0351245

图说武当秘技系列

武当秘功六字诀

郭荣娟　著

人民体育出版社

图书在版编目（CIP）数据

武当秘功六字诀 / 郭荣娟著. -- 北京：人民体育
出版社, 2024
（图说武当秘技系列）
ISBN 978-7-5009-6396-7

Ⅰ. ①武… Ⅱ. ①郭… Ⅲ. ①气功－健身运动－基本
知识 Ⅳ. ①R214

中国国家版本馆CIP数据核字(2023)第238978号

*

人民体育出版社出版发行
三河兴达印务有限公司印刷
新 华 书 店 经 销

*

880×1230　32 开本　8.75 印张　223 千字
2024 年 3 月第 1 版　　2024 年 3 月第 1 次印刷
印数：1—3,000 册

*

ISBN 978-7-5009-6396-7
定价：40.00 元

社址：北京市东城区体育馆路 8 号（天坛公园东门）
电话：67151482（发行部）　　邮编：100061
传真：67151483　　　　　　　邮购：67118491
网址：www.psphpress.com
（购买本社图书，如遇有缺损页可与邮购部联系）

丛书绘图组

高　翔　　丁亚丽

高　绅　　李梦瑶

总　序

2017年，中共中央办公厅、国务院办公厅印发了《关于实施中华优秀传统文化传承发展工程的意见》（以下简称《意见》），并发出通知，要求各地区各部门结合实际认真贯彻落实，体现了党和政府对中华优秀传统文化的重视。

在国民教育方面，《意见》提出，加强中华优秀传统文化相关学科建设，重视保护和发展具有重要文化价值和传承意义的"绝学"、冷门学科。在保护传承文化遗产方面，《意见》提出，推动民族传统体育项目的整理研究和保护传承。

中华武术有着数千年的发展历史，是中华民族在社会实践中创造的宝贵财富，是中华文化的重要组成部分。武当武术作为"内家之宗"，在武术爱好者中具有较高的认知度。正是基于此，我们策划了这套"图说武当秘技系列"丛书。

本套丛书种类齐全，既有养生法，又有技击术，还有大力功，精心选取与展现了丰富多彩的武当诸派秘技；注重练法，注重实效，突出"图说"，简明扼要，便于阅读和学习。丛书编写者都是武当武术相关的专家、学者、教授，他们既有自身体验又有教学经验，既有很高的技术水平又有很深的学术造诣。当然，不足之处在所难免，欢迎读者批评指正，以利今后进一步充实与完善。

编者的话

六字诀，是我国古老、优秀的一种吐纳强身功，也称"吐纳治脏六字功""六字气诀""六字法""六气法"等。

六字诀的主要特色是注重以口吐气，且吐气时要使用六字口型，发出六字声息，以此来调畅气机，调理脏腑，从而达到祛病养生、健体增力的功效，是一种比较特殊的吐纳强身功。

现存最早的六字诀文献，见于南北朝齐梁时期陶弘景著的《养性延命录·服气疗病篇·服气经》："凡行气，以鼻纳气，以口吐气，微而引之，名曰长息。纳气有一，吐气有六。纳气一者，谓吸也。吐气六者，谓吹、呼、唏、呵、嘘、呬，皆出气也。凡人之息，一呼一吸，元有此数。欲为长息吐气之法，时寒可吹，时温可呼。委曲治病，吹以去风，呼以去热，唏以去烦，呵以下气，嘘以散滞，呬以解极。"

经过历代传习者的不断实践，六字诀演化成了多种流派，至今盛传不衰。作为武术内家代表的武当一派，六字诀有其独特的一面，融合了道家修炼与道医摄生的许多理论与方法。大致而言，其以练息为基，结合导引，易筋通经，行气活络；内外兼修，功效显著；动作柔和，不出偏差；方法简约，易学易练。

　　编者长期从事体育教学工作，对武当六字诀很感兴趣，经常练习与揣摩，感觉受益匪浅，即收集相关技术资料并图解出来，公开出版与同道共享。本书共辑录五套武当六字诀：定步六字诀、凳式六字诀、鹤仙六字诀、乾坤六字诀、武功六字诀。

　　其间，有幸得到了商丘师范学院及永城市芒砀山旅游区的大力支持；同时，本书也是国家社会科学基金项目《中原地区汉代体育文化传承与创新发展研究》（编号22BTY086）的前期研究成果。由于经验有限，难免疏漏，望广大读者批评指正。

内容提要

　　六字诀是我国古老的吐纳强身功。其注重以口吐气，且吐气时要使用六字口型，发出六字声息，以此来调畅气机，调理脏腑，祛病养生，健体增力。六字诀一般可分为养生六字诀与武功六字诀两种。养生六字诀以武当派精功居多。作为武术内家代表的武当一派，其六字诀有其独特的一面，融合了道家修炼与道医摄生的许多理论与方法。

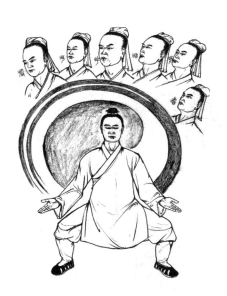

武当定步六字诀是武当道家六字诀的入门功法。其动作简单，易学易练，仅有手法变化，下盘定步不动。其呼气采用最常见的六字音——"嘘、呵、呼、呬、吹、嘻"。其总诀为："嘘字平肝治目疾，呵字提神壮心力。呼功培脾增食欲，呬字清肺吐浊气。吹字养肾强腰膝，三焦不畅勤练嘻。一吸到底真元聚，再用口吐六诀秘。六字摄生效神奇，嘘呵呼呬吹嘻嘻。"

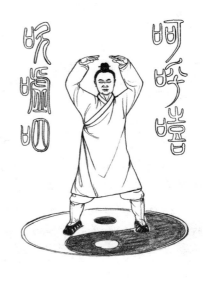

武当凳式六字诀，其行功时不站立、不盘坐，而是坐凳练习，比较随意，练习方便，动作柔和，简便易行，功量适中，效果明显。因为是坐凳而练，不必选择专用练功场地，所以比较适合缺乏运动的现代人，可坐在家里的凳子上、沙发上或床边练习，也可坐在办公室的椅子上或车子的座椅上练习。

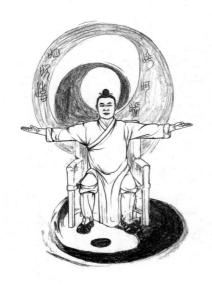

武当鹤仙六字诀，也称"鹤门仙功六字诀"，来自内家鹤仙门，类属鹤仙门"中和功"，是不可多得的六字诀珍品。其气法独特，深吸长呼；劲法柔和，徐缓连绵。练之可调气顺气，养气补气，疏导脏腑，通畅经络，健康身心，祛病延年。

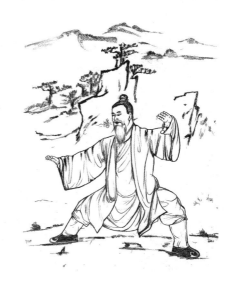

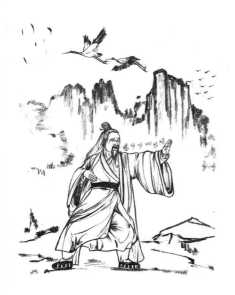

武当乾坤六字诀，也称"六字乾坤一气诀"，来自乾坤一气门。其练法独特，讲究调合阴阳，使人阴平阳秘，阴阳平衡；注重补虚泻实，使人脏腑安和，祛病延年。其总诀为："一吸六吐定乾坤，常修习来入仙门。元真通畅人安平，精力充沛太和身。引经行气内腑健，补虚泻实病不临。阴阳和合成大道，寿越百年值千金。"

　　武当武功六字诀是内家秘传的一种武术吐纳功。其动作有力，气法短促，吐字独特，经常练习，可振奋精神，活泼血脉，强壮心肺，增加气力，激发潜能。此功有"嘿、呀、嗬、嗨、哈、吧"六字，嘿声有助点劲，呀声有助格劲，嗬声有助合劲，嗨声有助整劲，哈声有助推劲，吧声有助截劲。

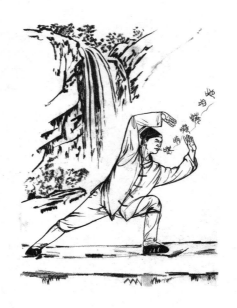

目　录

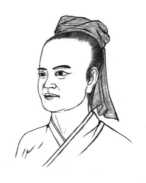

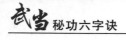

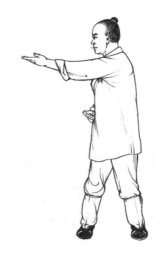

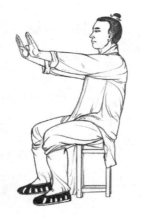

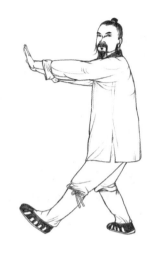

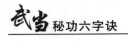

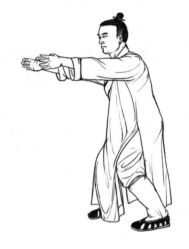

第一章

概述

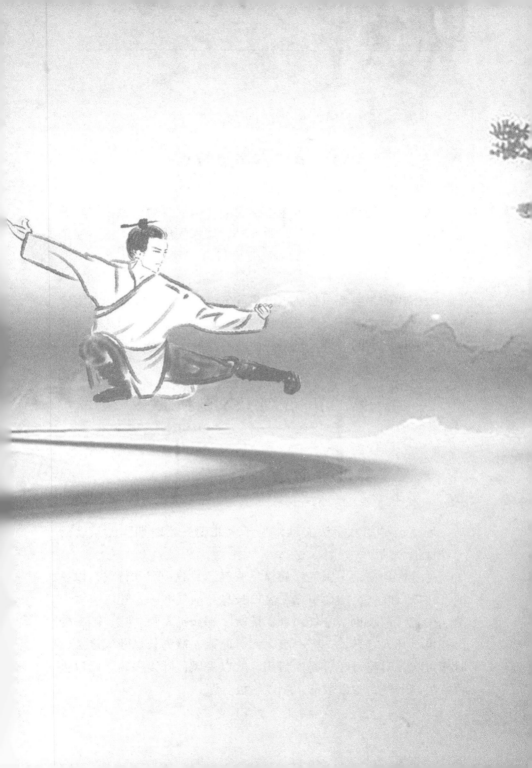

第一节　六字诀特点

六字诀，是我国一种古老、优秀的吐纳强身功，也称"吐纳治脏六字功""六字气诀""六字法""六气法"等。据不完全统计，现在社会上流传的六字诀及与六字诀相类的功法不下百种。

六字诀的主要特色是注重以口吐气，且吐气时要使用六字口型，发出六字声息，以此来调畅气机，调理脏腑，从而达到祛病养生、健体增力的功效，是一种比较特殊的吐纳强身功。

第二节　六字诀文献摘录

一、《养性延命录》

现存最早的六字诀文献，见于南北朝齐梁时期陶弘景著的《养性延命录》。

《养性延命录·服气疗病篇·服气经》载："凡行气，以鼻纳气，以口吐气，微而引之，名曰长息。纳气有一，吐气有六。纳气一者，谓吸也。吐气六者，谓吹、呼、唏、呵、嘘、呬，皆出气也。凡人之息，一呼一吸，元有此数。欲为长息吐气之法，时寒可吹，时温可呼。委曲治病，吹以去风，呼以去热，唏以去烦，呵以下气，嘘以散滞，呬以解极。"

《养性延命录·服气疗病篇·明医论》载："心脏病者，体有冷、热，呼、吹二气出之；肺脏病者，胸背胀满，嘘气出之；脾脏病者，体上游风习习，身痒痛闷，唏气出之；肝脏病者，眼痛，愁忧不乐，呵气出之。以上十二种调气法，依常以鼻引气，口中吐气，当令气声逐字，吹、呼、唏、呵、嘘、呬吐之。若患者依此法，皆须恭敬，用心为之，无有不瘥。此即愈病长生要术也。"

二、《太上玉轴六字气诀》

宋代邹朴庵《太上玉轴六字气诀》载："《道藏》有《玉轴经》，言五脏六腑之气，因五味熏灼不和，又六欲七情，积久生病，内伤脏腑，外攻九窍，以致百骸受病。轻则痼癖，甚则盲废，又重则伤亡，故太上悯之，以六字气诀，治五脏六腑之病。其法以'呼'字而自泻脏腑之毒气，以'吸'字而自采天地之清气以补之。当日小验，旬日大验，年后万病不生，延年益寿。卫身之宝，非人勿传。呼有六，曰呵、呼、呬、嘘、嘻、吹也。吸则一而已。呼有六者，以呵字治心气，以呼字治脾气，以呬字治肺气，以嘘字治肝气，以嘻字治胆气，以吹字治肾气，此六字气诀，分主五脏六腑也。"

三、《六字行功治脏法》

近代武术家金倜庵《六字行功治脏法》载："六字者何？即嘘、嘶、呵、呼、吹、嘻是也。

凡练习武术者，不论外功、内功，须以凝神、固气为主。欲凝神固气，又非排除一切思虑、祛除一切疾病不为功。治脏者，即调治内脏，使之整洁，而外邪无从侵入。然后，更练习功夫，则神完气足，成功较易，收效较速。否则，内疾不除，外邪易入，纵使日习不辍，非但不能望其有成，甚或受其贼害。故世人往往言习打坐者易成白痴，习吐纳者易成痨疾，此皆未能先行调治内脏，不得其道，致外邪侵入、内疾增盛，而成种种奇病，终致不可救药也。

治脏之诀，只有六字，即嘘、嘶、呵、呼、吹、嘻是也。每日静坐，叩齿咽津，念此六字，可以祛腑脏百病。唯念时宜轻，耳不闻声最妙，又须一气直下，不可间断，其效如神。

六字行功秘诀：'嘘：嘘属肝兮外主目，赤翳昏蒙泪如哭；只因肝火来上攻，嘘而治之效最速。呵：呵属心兮外主舌，口中干苦心烦热；量疾深浅以呵之，喉结舌疮皆消减。嘶：嘶属肺兮外皮毛，伤风咳嗽痰如胶；鼻中流涕兼寒热，以嘶治之医不劳。吹：吹属肾兮外主耳，腰酸膝痛阳道痿；微微吐气以吹之，不用求方与药理。呼：呼属脾兮主中土，胸膛腹胀气如鼓；四肢滞闷肠泻多，呼而治之复如故。嘻：嘻属三焦治壅塞，三焦通畅除积热；但须一字以嘻之，此效常行容易得。

观乎上列之歌，则治脏之功实巨。即不欲练习武功者，依法行之，亦可以祛病强身。而练习内功之人，对于内脏之调理，尤须格外注意。因内腑调和，则神完气足，利于行功；若内腑失调，则神气涣散，外邪容易侵入而成内疾，于行功上发生极大障碍，甚或成为各种奇病，而致不能救治。故举此法以便学习内功者，于入手之初，先行此法而理其内脏，以免除一切障碍也。"

第三节　六字诀分类

根据用途，六字诀一般可分为养生六字诀与武功六字诀两种。

养生六字诀，顾名思义，就是练之可保健身体，预防疾病，理疗疾病；其气法柔和徐缓。

武功六字诀就是为了提升功力，强筋壮骨，益气增劲；其气法快速有力。

养生六字诀以武当派精功居多，独占鳌头。武功六字诀则各派皆有，但练法各异。

第四节　常用六字音

六字诀最常用的六字是：嘘、呵、呼、呬、吹、嘻。

一、嘘字音

"嘘"字念xu，属牙音。（图1-1）

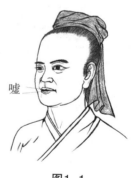

图1-1

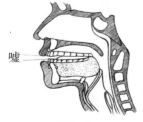

图1-2

气从槽牙间、舌两边的空隙中呼出，发长音"嘘—"。（图1-2）

二、呵字音

"呵"字念 he，为舌
（上）音。（图1-3）

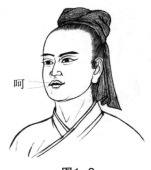

图1-3

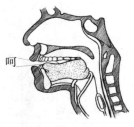

图1-4

气从舌上与上腭之间缓
缓而出，发长音"呵—"。
（图1-4）

有的功法使用同音字
"嗬"或"喝"。

三、呼字音

"呼"字念 hu，为喉
音。（图1-5）

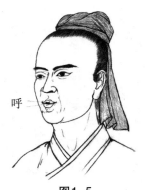

图1-5

气从喉出后，在口腔中形成一股中间气流，经撮圆的口唇呼出，发长音"呼—"。（图1-6）

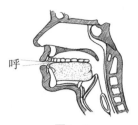

图1-6

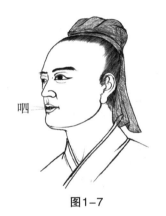

图1-7

四、呬字音

"呬"字念si，为齿音。（图1-7）

气从齿间出，发长音"呬—"。（图1-8）

呬在六字诀中通俗念si，不念xi；但汉字标准音是xi，读者请注意这一点。

现在民间流传的不少功法，不多用"呬"，而使用同音字"嘶"。

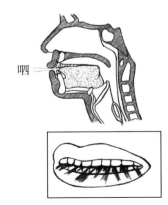

图1-8

9

五、吹字音

"吹"字念chui，为唇音。（图1-9）

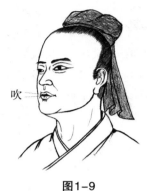

图1-9

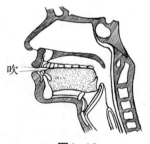

图1-10

气从喉出后，从舌两边绕舌下，经唇间隙缓缓而出。吐音时嘴角略向后引，两唇抿而不合，发长音"吹—"。（图1-10）

六、嘻字音

"嘻"字念xi，为牙音。（图1-11）

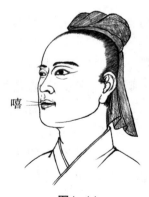

图1-11

呼时使气从臼齿边的空隙中经过，发长音"嘻—"。
（图1-12）

有的功法使用同音字"唏"。

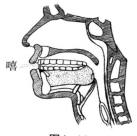

嘻

图1-12

第五节　六字诀功效

关于六字诀治病，自古各家说法不一，有待研究探讨。

一、按传统功理

按传统功理，大多认为：念呵字，可吐心中毒气，以鼻吸天地之清气，可补心元；呼可散脾毒，吸可补脾元；嘶可泻肺毒，吸可补肺元；嘘可泻肝毒，吸可补肝元；嘻可泻胆毒，吸可补胆元；吹可泻肾毒，吸可补肾元。

二、按疾病虚实

六字诀"遇实则泄，遇虚则补"，疾病分虚实，简而论之：

嘘主肝木，实证为口苦目干，胸闷不适，胁肋胀痛；虚证为视物模糊，筋脉拘挛，面黄舌淡。

呵主心火，实证为口渴喜饮，尿赤作热，失眠健忘；虚证为面色无华，形寒肢冷，肌体乏力。

呼主脾土，实证为食欲不振，面目浮肿，身重困倦；虚证为中气不足，面黄肌瘦，大便稀溏。

呬主肺金，实证为咽喉肿痛，痰多气喘，呼吸不畅；虚证为气短懒言，痰中带血，潮热盗汗。

吹主肾水，实证为尿道热痛，小便混浊，尿频尿急；虚证为阳痿遗泄，腰膝酸软，耳鸣耳聋。

嘻主三焦土，实证为胸腹气机不畅，胀满不舒，二便不利；虚证为整体皆虚，营卫俱败。

第六节　武当六字诀

作为武术内家代表的武当一派，其六字诀有独特的一面，融合了道家修炼与道医摄生的许多理论与方法。大致而言，其以练息为基，结合导引；易筋通经，行气活络；内外兼修，功效显著；动作柔和，不出偏差；方法简约，易学易练。

　　本书本着古为今用、推陈出新、不断完善的原则，挖掘整理了武当秘传的五套六字诀：定步六字诀、凳式六字诀、鹤仙六字诀、乾坤六字诀、武功六字诀，各有偏重，以供读者选择学习。

第二章

武当定步六字诀

　　武当定步六字诀是武当道家六字诀的入门功法。其动作简单，易学易练，仅有手法变化，下盘定步不动。其气法是以鼻吸气；呼气用嘴，采用最常见的六字音"嘘、呵、呼、呬、吹、嘻"。练之可通经活络，保健脏腑；除滞驱疲，养护身心；无病防病，有病祛病。

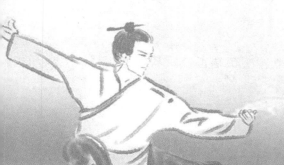

武当定步六字诀总诀：

嘘字平肝治目疾，呵字提神壮心力。

呼功培脾增食欲，呬字清肺吐浊气。

吹字养肾强腰膝，三焦不畅勤练嘻。

一吸到底真元聚，再用口吐六诀秘。

六字摄生效神奇，嘘呵呼呬吹嘻嘻。

第一节　预备势

【功法分解】

1. 两脚并步，正身站立；头颈端正，两掌垂于体侧；平心静气。目视前方。（图2-1）

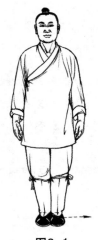

图2-1

2.左脚向左横开一步，两脚间距略比肩宽；自然呼吸（气息短平）。（图2-2）

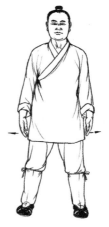

图2-2

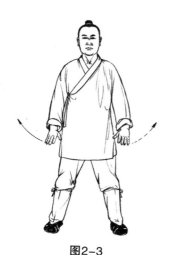

图2-3

3.两掌向外挺腕而起，掌心向下，指尖向前；同时，以鼻徐徐吸气（柔绵深长）。目视前方。（图2-3）

4．吸气不停；同时，两掌向外撑开，约与腰平，掌心向下，指尖向外。（图2-4）

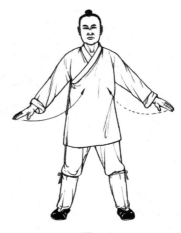

图2-4

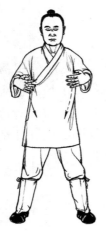

图2-5

5．两掌里合，上抱胸前，掌心相对，虎口向上。至此，气方吸满。（图2-5）

6. 两掌外旋下落至腹前，指尖相对，掌心向上；同时，以鼻缓缓呼气（舒缓通畅）。（图2-6）

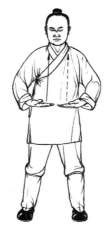

图2-6

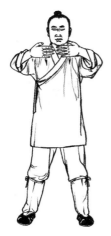

图2-7

7. 以鼻吸气；同时，两掌向上提起，抱球于颌下，掌心向里，虎口向上。（图2-7）

8. 以鼻呼气；同时，两掌内旋，掌心向下，虎口向里。（图2-8）

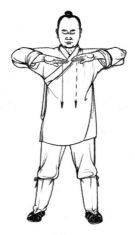

图2-8

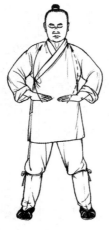

图2-9

9. 两掌下按，约至脐前；将气呼尽。（图2-9）

10. 以鼻吸气；同时，两掌内旋外翻，缓缓向前上撑出，至两臂成半弧形，掌心向前，虎口向下，指尖相对，约与胸平。目视掌背。（图2-10）

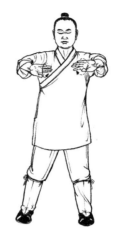

图2-10

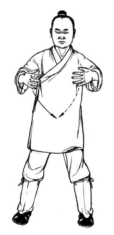

图2-11

11. 以鼻呼气；同时，两掌外旋，稍落，抱球，掌心向内，虎口向上。目视两掌。（图2-11）

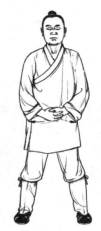

12. 以鼻吸气；同时，两掌里合，收抱脐前，虎口交叉，右掌心按住左掌背。定势之后稍停，垂帘凝神，调息片刻。（图2-12）

图2-12

第二节　嘘字诀

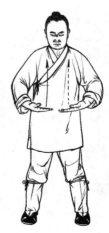

【功法分解】

1. 承上。以鼻吸气；同时，两掌外旋分开，移至腹前，掌心向上，指尖相对。目视前下方。（图2-13）

图2-13

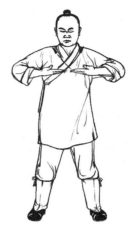

2. 以鼻呼气；同时，两掌上提，约至乳前，指尖仍相对。（图2-14）

图2-14

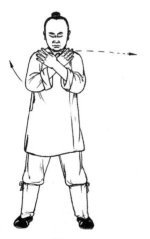

3. 以鼻吸气；同时，两掌交叉胸前，左掌在外，两掌心均向里，指尖斜向上。（图2-15）

图2-15

23

4. 以口吐气，发长音"嘘一"；同时，右臂抬肘，约与肩平，右掌拉于右肩前，虎口向上，指尖向左；同时，头向左转，左掌向左直臂插出，虎口向上，指尖向左，约与肩平。目视左掌。定势之后稍停，以鼻把气吸满。（图2-16）

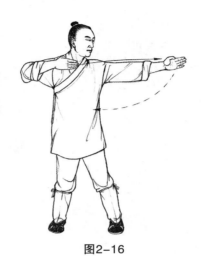

图2-16

5. 以口吐气，发长音"嘘一"；同时，左掌下落，抱于左腰间；上身左转，右掌向左侧穿出，掌心向上，指尖向左。二目渐渐圆睁，目视右掌。（图2-17）

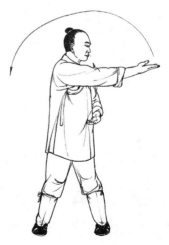

图2-17

6. 以鼻吸气；同时，上身转正，头向右转，右掌经头顶上方向右下划，伸臂插出，约与肩平，虎口向上，指尖向右；左掌内旋，上抬至左腮侧，虎口在下，指尖向右，臂稍过肩。目视右掌。（图2-18）

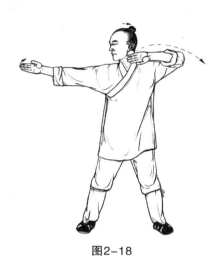

图2-18

7. 以鼻呼气；同时，头向左转，左掌向左划弧推拦，掌心向外，指尖向上，左肘稍屈；右掌挺腕，屈肘立起，掌心向外，指尖向上，两掌根约与肩平。目视左掌。（图2-19）

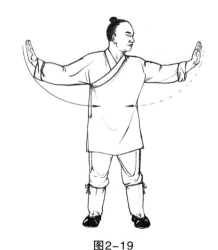

图2-19

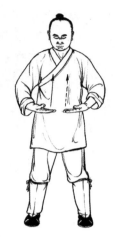

8. 以鼻吸气；同时，两掌向里下划弧，收托至腹前，掌心向上，指尖相对。目视前下方。（图2-20）

图2-20

9. 反向练习，方法参上。（图2-21～图2-26）

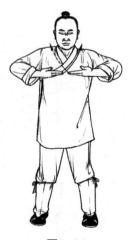

图2-21

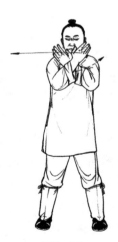

图2-22

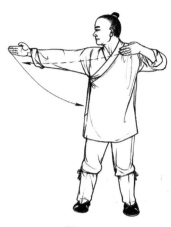
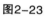

图2-23

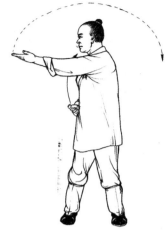
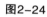

图2-24

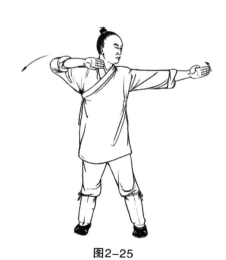

图2-25

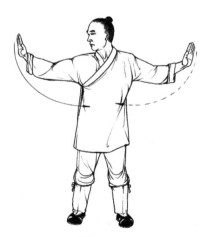

图2-26

10．两掌向里下划弧，收托至腰侧，掌心向上，指尖相对；同时，以鼻吸气。定势之后稍停，调息片刻。（图2-27）

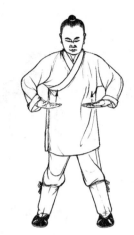

图2-27

第三节　呵字诀

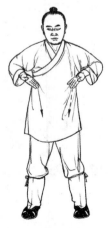

图2-28

【功法分解】

1．承上。以鼻吸气；同时，两掌上提胸侧，掌心向上，指尖斜向前下，两肘外张。目视前下方。（图2-28）

2．以鼻呼气；同时，两掌向前下方插出，约与胯平，掌心向前，指尖向下，两臂平行。目视两掌。（图2-29）

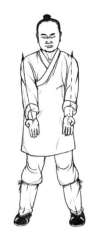

图2-29

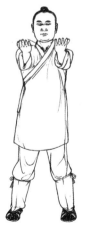

图2-30

3．以鼻吸气；同时，两掌向前上方托起，平肩即止，掌心向上，指尖向前。目视两掌。（图2-30）

29

4. 吸气不停；两掌屈臂内收，至颌前翻掌下按，掌心向下，指尖相对。至此，气方吸满。（图2-31）

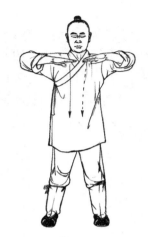

图2-31

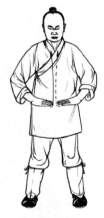

图2-32

5. 以口吐气，发长音"呵—"；同时，两掌缓缓下按至腹前。（图2-32）

6. 以鼻吸气；同时，外旋两掌，掌心向上，上提至胸前，两肘外张。（图2-33）

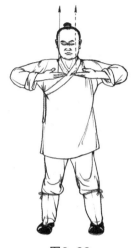

图2-33

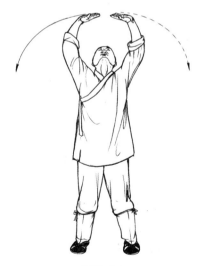

图2-34

7. 以口吐气，发长音"呵—"；同时，两掌内旋，翻转上托至头顶上方，掌心向上，指尖相对，两肘稍屈。仰头上视，目视两掌。（图2-34）

8. 吐字不停；两掌分落左右，向外撑开，掌心向下，指尖向前，虎口向里。目视前方。（图2-35、图2-36）

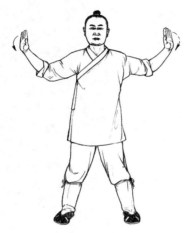

图2-35

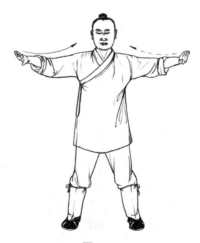

图2-36

9. 吐字不停；两掌向前里合，直臂对肩，掌心向下，指尖向里斜相对。至此，气方吐净。（图2-37）

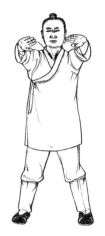

图2-37

10. 以鼻吸气；同时，屈肘，两掌内收至胸前，掌背相贴，指尖向下。目视两掌。（图2-38）

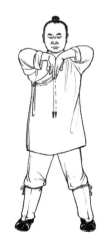

图2-38

33

11. 以口吐气，发长音
"呵—"；同时，两掌下插
至腹前。定势之后稍停，以
鼻把气吸满。（图2-39）

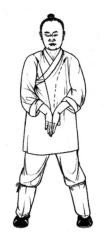

图2-39

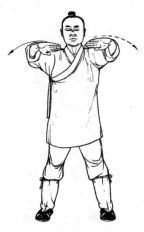

图2-40

12. 以鼻呼气；同
时，两掌向前上撑开，掌
心向下，指尖斜相对，高
约平肩，两臂撑圆。目视
两掌。（图2-40）

13. 呼气不停；两掌外划下落（两肘屈曲），至与腰平时里合，于腹前伸臂捧掌（掌心向上）。（图2-41～图2-43）

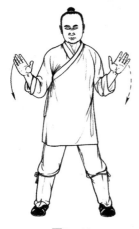

图2-41

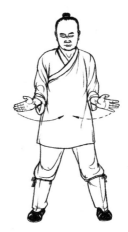

图2-42

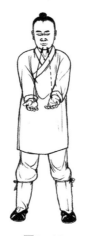

图2-43

14. 以鼻吸气；随即屈肘，两掌提至面前（掌心向里，指尖向上，掌外沿相贴，前臂立起）。（图2-44）

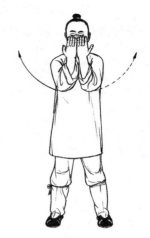

图2-44

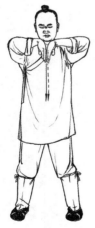

图2-45

15. 吸气不停；两掌屈腕，两肘外张，使掌背相贴颌下，指尖向下。（图2-45）

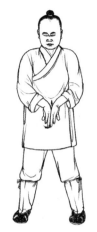

16. 以口吐气，发长音
"呵—"；同时，两掌下
插至腹前。（图2-46）

图2-46

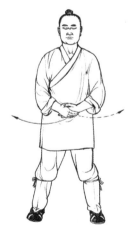

图2-47

17. 以鼻吸气；同时，
两掌缓缓收拢至脐前，虎口
相握，右掌心按住左掌背。
定势之后稍停，垂帘调息。
（图2-47）

第四节　呼字诀

【功法分解】

1. 承上。以鼻吸气；同时，两掌分开，伸向两腰外侧，虎口向上，掌心向前，指尖向外，两肘夹肋。目视前下方。（图2-48）

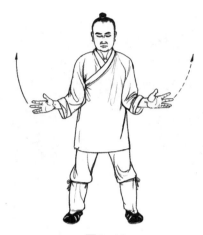

图2-48

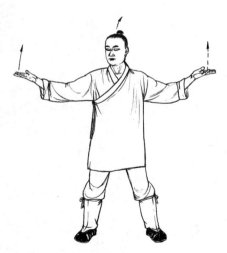

图2-49

2. 吸气不停；两掌伸臂上托，掌心向上，指尖向外，两肘稍屈。头稍右转，目视右侧。（图2-49）

3. 以口吐气，发长音"呼—"；同时，两掌向斜上方插举，两臂渐渐伸开，高过头顶，两肘微屈。随之抬头，目视右上方。（图2-50）

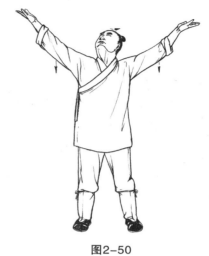

图2-50

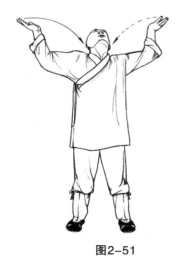

图2-51

4. 吐字不停；两肘弯曲下沉，前臂竖起，上臂平肩，两掌下落里收，掌心向上，指尖向外。向左转头，仍然仰首，目视前上方。（图2-51）

39

5. 以鼻吸气；同时，
两掌向里下划，置于两耳
前侧，掌心向下，指尖相
对，两臂成环形。目视前
方。（图2-52）

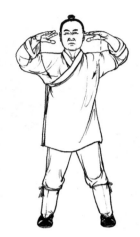

图2-52

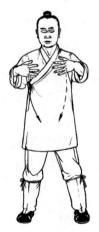

6. 以口吐气，发长
音"呼—"；同时，两掌
向前下划弧，抱球于胸
前。（图2-53）

图2-53

7．吐字不停；两掌
向下、向里划弧，托于腹
前，掌心向上，指尖相
对。（图2-54）

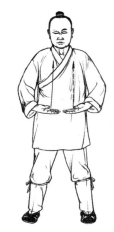

图2-54

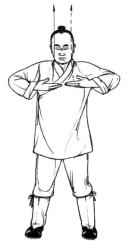

8．以鼻吸气；同时，
两掌提至胸前，掌心向
上，指尖相对，两肘外
张。（图2-55）

图2-55

9. 以口吐气，发长音"呼—"；同时，两掌翻转上举，托于头顶上方，掌心向上，指尖相对，两肘稍屈。仰头，目视掌背。（图2-56）

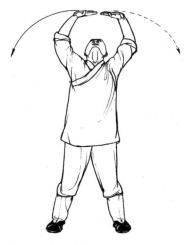

图2-56

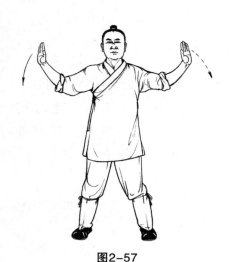

图2-57

10. 吐字不停；两掌向外下落，屈臂推拦，掌心向外，指尖向上，约与耳平。头部转正，目视前方。（图2-57）

11. 吐字不停；两掌外旋，下落里合，掌心相对，虎口向上，两臂成环抱状，约与胸平。（图2-58）

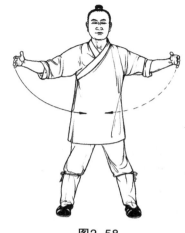

图2-58

12. 以鼻吸气；两掌向里、向下划，捧于小腹两侧，随即虎口交叉，相叠于脐前，右掌心按住左掌背。定势之后稍停，垂帘调息。（图2-59、图2-60）

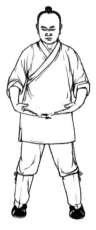

图2-59

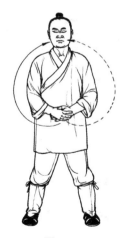

图2-60

第五节　呬字诀

【功法分解】

1. 承上。以鼻吸气；同时，两掌向外、向上划弧，提至面前，虎口相对（略成圆形），掌心向前，指尖向上，约与眼平，两臂屈肘。目视前下方。（图2-61）

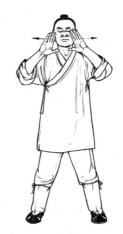

图2-61

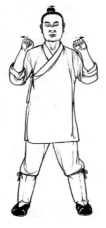

图2-62

2. 以口吐气，发长音"呬—"；同时，两掌握拳，向外、向下划弧，置于两肩前上侧，拳面向上，拳心斜向前，成屈举式，挺胸，前臂竖立。目视前下方。（图2-62）

3. 吐字不停；两拳保持姿势，头向左转。目视左方。（图2-63）

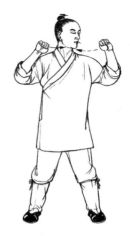

图2-63

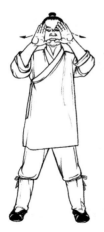

图2-64

4. 以鼻吸气；同时，头部转正，两拳变掌，回立面前。（图2-64）

5. 以口吐气，发长音"呬—"；两掌握拳，头向右转。练法参上。（图2-65、图2-66）

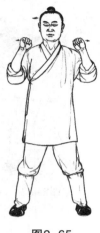

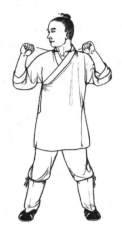

图2-65

图2-66

6. 以鼻吸气；同时，头部转正，两拳变掌，回立面前。（图2-67）

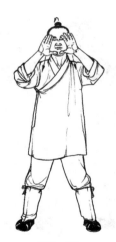

图2-67

7. 以口吐气，发长音"呬—"；同时，两掌向外、向下落，立于肩前，掌心向前，指尖向上，两肘下落夹肋，两肩胛骨向脊柱靠拢，展肩扩胸，仰头开喉。定势之后稍停，以鼻把气吸满。（图2-68）

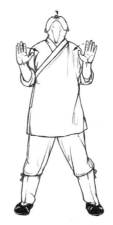

图2-68

8. 以口吐气，发长音"呬—"；同时，两掌转腕，沉肘，向里稍夹，使掌心相对，指尖向上；头颈转正。两掌随即向前推出，掌根平肩，掌心向前，指尖向上；把气吐净。目视前方。（图2-69、图2-70）

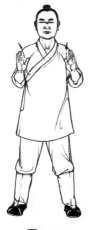

图2-69

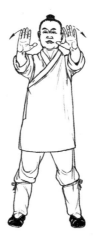

图2-70

9. 以鼻吸气；同时，两掌向外、向下、向里弧形转腕，使掌心向内，指尖相对，虎口向上，成对肩抱球状。目视前方。（图2-71、图2-72）

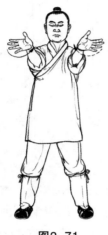

图2-71

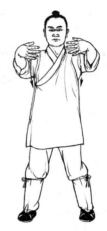

图2-72

10. 以鼻呼气；同时，两掌屈肘下落，环抱于腹前。（图2-73）

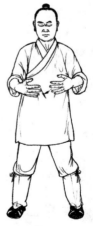

图2-73

11. 以鼻吸气；两掌
里收，虎口交叉，相叠
于脐前，右掌心按住左掌
背。定势之后稍停，垂帘
调息。（图2-74）

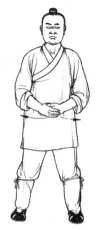

图2-74

第六节　吹字诀

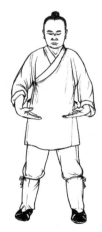

图2-75

【功法分解】

1. 承上。以鼻吸气；同
时，两掌向外拉开，托于腹
侧，掌心向上，指尖相对。
目视前下方。（图2-75）

49

2．以鼻呼气；同时，
两掌贴腹向后摩运至后
腰。低头，目视前下方。
（图2-76）

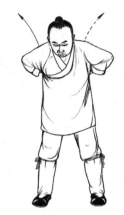

图2-76

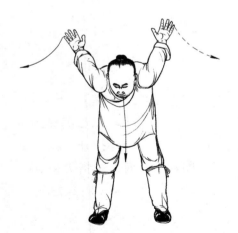

图2-77

3．呼气不停；上体前
俯，两掌后伸，直至臂直，
掌心反向前，指尖向上，两
虎口向里。目视前下方。
（图2-77）

4. 呼气不停；上体
继续前俯，两臂向身体
两侧平摆，两掌外旋使
虎口向外。（图2-78）

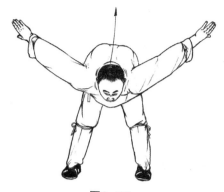

图2-78

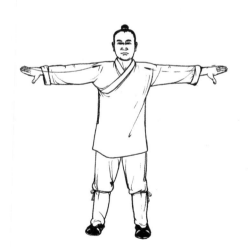

图2-79

5. 以鼻吸气；同时，
上体立起，两掌向身体两
侧直臂平肩撑开，虎口向
下，指尖向外。目视前
方。（图2-79）

51

6. 以口吐气，发长音
"吹一"；同时，两掌向
前、向里合，两臂平行，
高与肩平，掌心向下，指
尖向前。（图2-80）

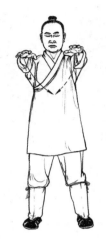

图2-80

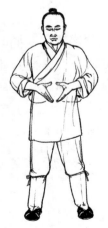

图2-81

7. 以鼻吸气；同时，
两掌下落，抱于腹前，虎
口向前，指尖斜向下（约
在脐位），两肘外张。目
视前下方。（图2-81）

52

8. 以鼻呼气；同时，两掌沿带脉向后摩运至两腰后，掌心贴身。目视前下方。（图2-82）

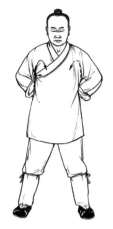

图2-82

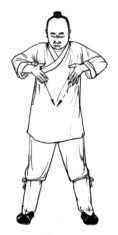

图2-83

9. 以鼻吸气；同时，两掌上提，贴肋向前摩运，至腋前下方，虎口相对。（图2-83）

10. 以口吐气，发长音"吹一"；两掌向下、向里摩运，指尖约至脐位，拇指稍触。（图2-84）

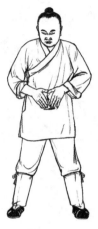

图2-84

11. 以鼻吸气；同时，两掌虎口交叉，收叠于脐前，右掌心按住左掌背。定势之后稍停，垂帘调息。（图2-85）

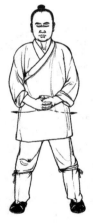

图2-85

第七节　嘻字诀

【功法分解】

1. 承上。以鼻吸气；同时，两掌向外撑开，掌心向下，指尖向前，约与腰平，两臂稍屈。目视前下方。（图2-86）

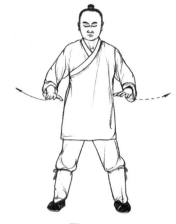

图2-86

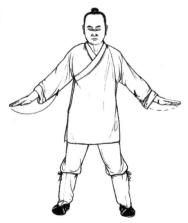

图2-87

2. 吸气不停；两掌伸臂外插，掌心向下，指尖向外。（图2-87）

3. 吸气不停；两掌上
提里合，抱于胸侧，虎口
向上，指尖相对（间距比
肩稍宽）。至此，气方吸
满。（图2-88）

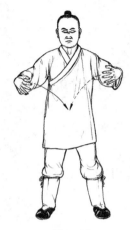

图2-88

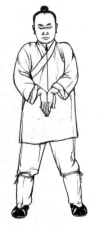

图2-89

4. 以鼻呼气；同时，两
掌转腕，向里下落，掌背相
贴，掌心向外，指尖向下。
目视前下方。（图2-89）

5.以鼻吸气；同时，提肘带掌，上提颌前，两臂比肩稍高。目视两掌。（图2-90）

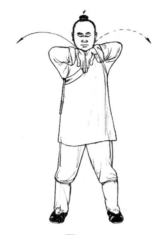

图2-90

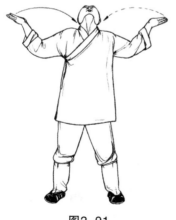

图2-91

6.以口吐气，发长音"嘻一"；同时，两掌向上、向外分开上托，掌心向上，指尖向外，两臂成弧形。仰头，目视上方。（图2-91）

57

7. 以鼻吸气；同时，屈肘里收，两掌经耳侧下按至胸前，掌心向下，指尖相对，两肘外张，约同肩高。目视两掌。（图2-92、图2-93）

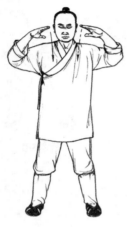

图2-92

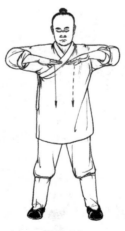

图2-93

8．以口吐气，发
长音"嘻—"；同时，
两掌下按，约至脐位。
（图2-94）

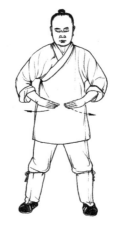

图2-94

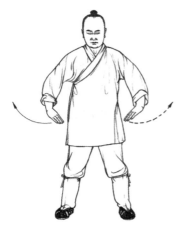

图2-95

9．吐字不停；两掌
外划，分至胯侧，掌心
向下，指尖斜向里，两
肘外撑。（图2-95）

10. 吐字不停；两臂向外伸开，两掌斜插，约与腰平，掌心向下，指尖斜向外。定势之后稍停，调息片刻。（图2-96）

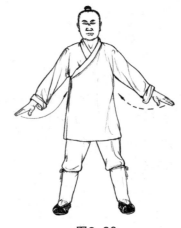

图2-96

第八节　收势

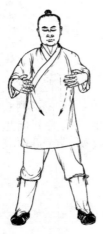

图2-97

【功法分解】

1. 承上。以鼻吸气；同时，两掌向前上提，合抱于腹侧。（图2-97）

2. 以鼻呼气；同时，两掌下落，收至脐位，掌心向上，指尖相对。（图2-98）

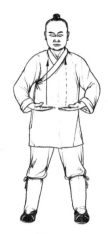

图2-98

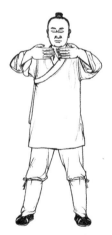

图2-99

3. 以鼻吸气；同时，两掌上提合抱，约在喉前，掌心向里，指尖相对，虎口向上。（图2-99）

61

4. 以鼻呼气；同时，两掌内旋，掌心向下，虎口向里。（图2-100）

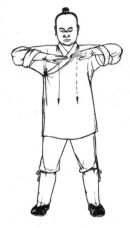

图2-100

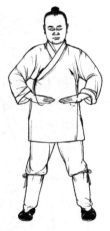

图2-101

5. 呼气不停；两掌下按，约至脐位。（图2-101）

6. 以鼻吸气；同时，两掌内旋，缓缓向前上撑至胸前，两臂成半弧形，掌心向前，指尖相对，虎口向下。目视两掌。（图2-102）

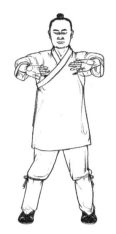

图2-102

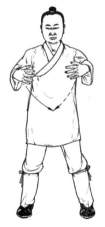

图2-103

7. 以鼻呼气；同时，两掌外旋，合抱于胸侧，掌心向内，指尖相对，虎口向上。定势之后稍停，以鼻把气吸满。（图2-103）

8. 以鼻呼气；同时，两掌向里、向下划，叠抱于脐前，虎口交叉，右掌心按住左掌背。定势之后稍停，垂帘凝神，调息片刻。（图2-104）

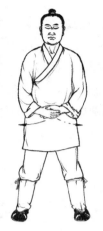

图2-104

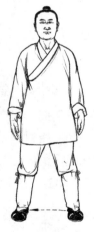

图2-105

9. 两掌分开，垂于体侧；端正头颈。全身放松。（图2-105）

10. 左脚向右脚并步，正身站立。本功收势。（图2-106）

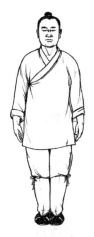

图2-106

第三章

武当凳式六字诀

　　武当凳式六字诀，其行功时不站立、不盘坐，而是坐凳练习，比较随意，练习方便，动作柔和，简便易行，功量适中，效果明显。

　　因为是坐凳而练，不必选择专用练功场地，所以比较适合缺乏运动的现代人，可坐在家里的凳子上、沙发上或床边练习，也可坐在办公室的椅子上或车子的座椅上练习。经常

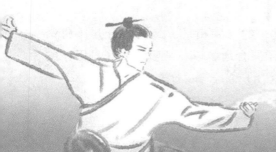

练习，可舒筋张骨，补元益气，提神醒脑，解乏驱疲。

　　本功深吸长呼，缓慢柔和。初练时，呼吸的深度与长度比平常呼吸稍加即可。随着练功有成，渐渐加深加长，遁序渐进。千万不要骤然加力，练习过猛，以免身体无法适应而出现练功偏差。

第一节　嘘字诀

【功法分解】

1. 坐于凳上（凳的高度，约与膝相平），两脚分开比肩稍宽，两掌轻轻抚按两大腿；闭唇合齿，以鼻呼吸；意守丹田，调息10分钟。目视前方。（图3-1）

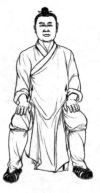

图3-1

2. 以鼻吸气；同时，两掌缓缓握拳，收抱腰间，拳心向上，拳面向前。目视前方。（图3-2）

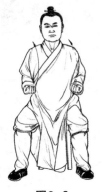

图3-2

3．以鼻呼气；同时，两拳变掌向前上推，掌根平肩，掌心向前，指尖向上，两臂自然伸直，两掌间距约同肩宽。目视前方。（图3-3、图3-3附图）

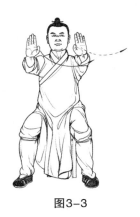
图3-3

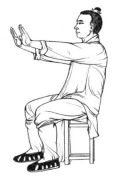
图3-3附图

4．以鼻吸气；同时，向左转头，左掌握拳，向左直臂伸出，约与肩平，拳眼向上，拳面向左；右掌握成空心拳，向左伸于左肩之前，拳眼向上，右臂稍屈。目视左拳。（图3-4）

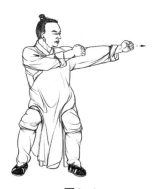
图3-4

5. 以口吐气，发长音"嘘一"；同时，左拳握紧，向前用力拔伸；右拳握紧后拉，置于右肩前。目视左拳。（图3-5）

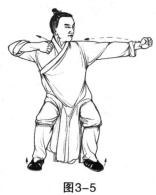

图3-5

6. 以鼻吸气；同时，两脚掌上翘；右拳变掌，直臂前伸；左拳变掌，平移身前，两掌对两肩，掌心皆向下，指尖向前，两臂平行。目视前方。（图3-6）

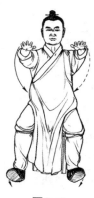

图3-6

7. 以口吐气，发长音"嘘—"；同时，两脚掌落地；两掌握拳，收抱腰间，拳心向上。目视前方。（图3-7）

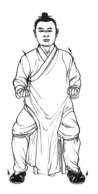

图3-7

8. 反向练习，方法参上。（图略）

9. 以鼻吸气；同时，两脚掌上翘；两拳变掌，直臂向前上伸出，两掌对两肩，掌心皆向下，指尖向前，两臂平行。目视前方。（图3-8）

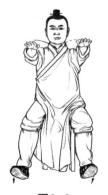

图3-8

10. 以口吐气，发长音"嘘—"；同时，两脚掌落地；两掌握拳，合于颌前，垂肘竖臂，拳面向上，拳轮相贴。目视两拳。（图3-9）

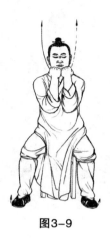

图3-9

11. 以鼻吸气；同时，两脚掌上翘；两拳变掌，向上伸举，对肩过顶，掌心向前，指尖向上，两臂稍屈。目视前方。（图3-10）

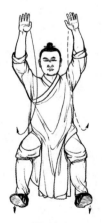

图3-10

12. 以口吐气，发长音"嘘—"；同时，两脚掌落地；两掌变勾手向下、向后挂，约与胯平，勾尖向上，两臂伸开。头向左转，目视左侧。（图3-11）

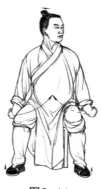

图3-11

13. 以鼻吸气；同时，两脚掌上翘；两勾变掌，里合腹前，掌背相贴，指尖向下。目视两掌。（图3-12）

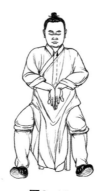

图3-12

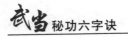

14. 吸气不停；两掌（掌背仍相贴）上提颔前，两肘外张。
（图3-13）

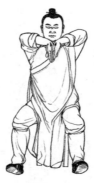

图3-13

15. 吸气不停；两肘下沉，两掌握拳挺腕，拳心相对，虎口
向里，拳面斜向上，约与颔平。至此，气方吸满。（图3-14）

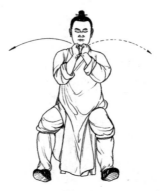

图3-14

16. 以鼻呼气；同时，两拳变掌，向两侧分展推开，掌根平肩，掌心向外，指尖向上，两肘稍屈。目视前方。定势之后稍停，以鼻把气吸满。（图3-15）

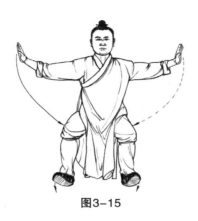

图3-15

17. 以口吐气，发长音"嘘—"；同时，两脚掌落地；两掌下落，垂于体侧，掌心向里，指尖向下。目视前方。（图3-16）

18. 反向练习，方法参上。（图略）

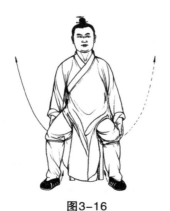

图3-16

第二节　呵字诀

【功法分解】

1. 承上。以鼻吸气；同时，两脚跟抬起；两掌向左右展臂上提，至与肩平，掌心向下，指尖向外。头向右转，目视右掌。（图3-17）

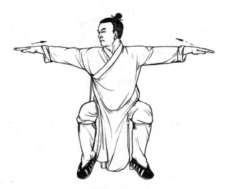

图3-17

2. 吸气不停；两臂屈肘，两掌勾腕上提，腕部约与耳平，掌心向下，指尖向外。目视右掌。（图3-18）

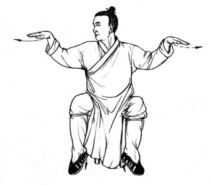

图3-18

3.以口吐气，发长音"呵—"；同时，两脚跟落地；两臂伸直，两掌坐腕外推，掌根约与肩平，掌心向外，指尖向上。目视右掌。（图3-19）

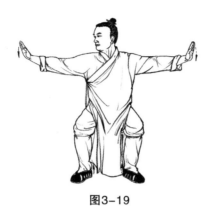

图3-19

4.以鼻吸气；同时，两脚跟抬起；两臂屈肘，两掌勾腕上提，腕部约与耳平，掌心向下，指尖向外。目视右掌。（图3-20）

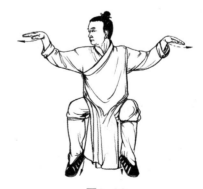

图3-20

5. 以口吐气，发长音
"呵—"；同时，两脚跟
落地；两臂伸直，两掌坐
腕外推，掌根约与肩平，
掌心向外，指尖向上。目
视右掌。（图3-21）

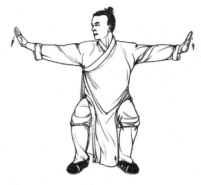

图3-21

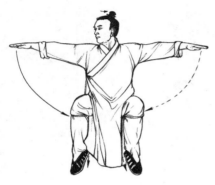

图3-22

6. 以鼻吸气；同时，
两脚跟抬起；两掌下沉，
向两侧挺臂伸开，掌心向
下，指尖向外。目视右
掌。（图3-22）

7. 以口吐气，发长音
"呵—"；同时，两脚跟
落地；两掌缓缓下落，垂
于体侧。头部转正，目视
前方。（图3-23）

8. 反向练习，方法参
上。（图略）

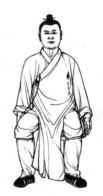

图3-23

9. 以鼻吸气；同时，两掌上提，两虎口用力向上摩运至两胸侧，指尖向下，掌背相对。目视前下方。（图3-24）

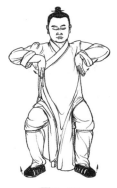

图3-24

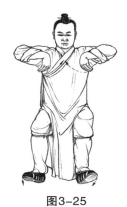

图3-25

10. 吸气不停；两脚掌上翘；两肘上提，两掌勾起，向外稍开。目视前下方。（图3-25）

11. 以口吐气，发长音"呵—"；同时，两脚掌落地；两掌背里合相贴。（图3-26）

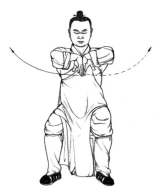

图3-26

12. 吐字不停；两掌外旋，向前分开，向外分展，两臂伸开，掌心向上，指尖向外。目视前方。（图3-27）

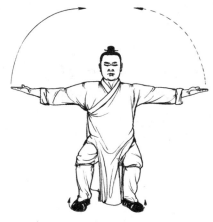

图3-27

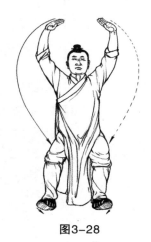

图3-28

13. 以鼻吸气；同时，两脚掌上翘；两掌弧形向上摆举，对肩过顶，掌心向上，指尖向里斜相对，两臂成半弧状。目视前上方。（图3-28）

14. 以口吐气，发长音"呵—"；同时，两脚掌落地；两掌向外下落，垂于体侧。目视前方。（图3-29）

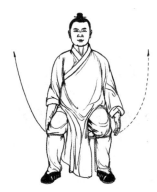

图3-29

第三节　呼字诀

【功法分解】

1. 承上。以鼻吸气；同时，两掌缓缓向左右伸臂分抬至与肩平，虎口向下，掌心向后，指尖向外。头部左转，目视左掌。（图3-30）

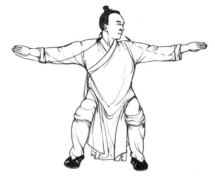

图3-30

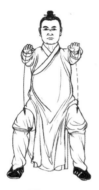

图3-31

2. 以鼻呼气；同时，两掌直臂摆向身前，两掌平肩，两臂平行，掌心向下，指尖向前。瞪视前方。定势之后稍停，以鼻把气吸满。（图3-31）

3. 以口吐气，发长音"呼—"；同时，两掌屈肘下沉，抚按两大腿。（图3-32）

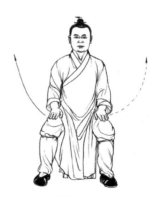

图3-32

4. 反向练习，方法参上。（图3-33～图3-35）

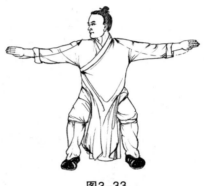

图3-33

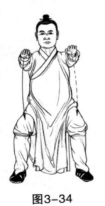

图3-34

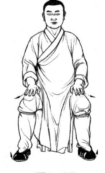

图3-35

5. 以鼻吸气；同时，两脚掌上翘，身体左转约45°；两掌伸向大腿两侧，掌心向下，指尖向前。目视左前方。（图3-36）

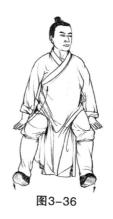

图3-36

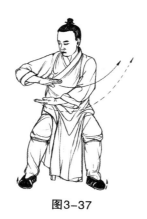

图3-37

6. 以口吐气，发长音"呼—"；同时，两脚掌落地，身体右转；左掌向右、向上划弧，收于右腹前侧，掌心向上，指尖向右；右掌上划，提于左腹之上，掌心向下，指尖向左。瞪视右下方。（图3-37）

7. 以鼻吸气；同时，两脚掌上翘，上体左转；两掌顺势向左上划，伸向左肩外侧，左掌在前（掌心向上），右掌在后（掌心向下），左掌约与鼻平，右掌约与喉平，两掌指尖向左。目视左掌。（图3-38）

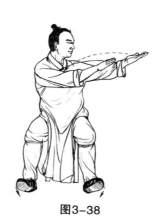

图3-38

8. 以口吐气，发长音"呼—"；同时，两脚掌落地；两掌向右下划，相叠于胸前，右掌外旋使虎口向上，左掌内旋使虎口向下，左掌心前贴右掌心，两臂成半弧状。瞪视前方。（图3-39）

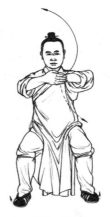

图3-39

9. 以鼻吸气；同时，两脚掌上翘；两掌上下分开，两臂皆成半弧状，左掌下划，按于左大腿外侧，掌心向下，指尖向右；右掌上划，架于头顶上方，掌心向前，指尖向左。头部左转，目视左方。（图3-40）

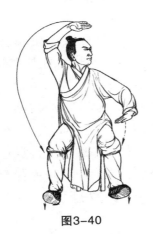

图3-40

10. 以口吐气，发长音"呼—"；同时，两脚掌落地；两掌垂放体侧。头颈转正，瞪视前方。（图3-41）

11. 然后，练习向右转头。（图略）

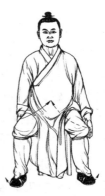

图3-41

第四节　嘶字诀

【功法分解】

1. 承上。以鼻吸气；同时，两脚掌上翘；两掌向里、向上划，使掌背于腹前相贴，指尖向下，虎口向里。目视前下方。（图3-42）

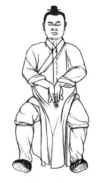

图3-42

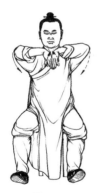

图3-43

2. 吸气不停；两掌相贴，上提至胸，两肘外展，约与肩平。（图3-43）

3. 吸气不停；两肘下
沉，两掌挺腕握拳，拳心
相对，拳面斜向上，约与
颌平。至此，气方吸满。
（图3-44）

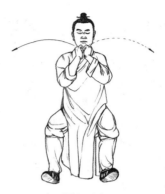

图3-44

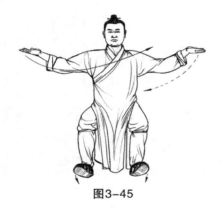

图3-45

4. 以鼻呼气；同
时，两拳变掌，划弧外
分，伸向两侧，掌心向
上，指尖向外（约与肩
平），两肘稍屈。目视
前方。（图3-45）

5. 以口吐气，发长音
"嘶—"；同时，两脚掌落
地，上体左转；左掌握拳，
屈肘下划，置于左腰前侧，
拳心向下，拳面向右；右掌
握拳，划向左肩前上方，拳
面向左，拳心向下。目视左
方。（图3-46）

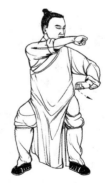

图3-46

6．吐字不停；左拳外划，下落于左胯侧，拳面仍向右；右拳向右平划，屈肘收于右肩前，拳面仍向左。目仍视左方。（图3-47）

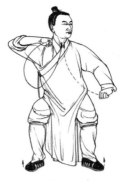

图3-47

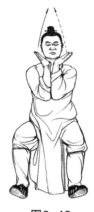

图3-48

7．以鼻吸气；同时，两脚掌上翘；右拳变掌，向右、向下、向左、向上划弧，与左掌（左拳变掌，向里上划）一齐上托于颔下，两掌心向上，好似莲花状，两前臂相贴。目视两掌。（图3-48）

8．以鼻呼气；同时，两掌上托，虎口向后，两掌心斜向里，指尖斜向上，两臂伸开。仰面，目视两掌。定势之后稍停，以鼻把气吸满。（图3-49）

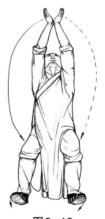

图3-49

9. 以口吐气，发长音
"嘶—"；同时，两脚掌
落地；两掌垂放于体侧。
目视前方。（图3-50）

10. 反向练习，方法
参上。（图略）

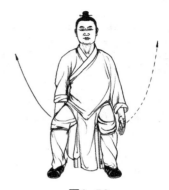

图3-50

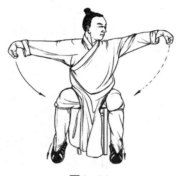

图3-51

11. 以鼻吸气；同时，
两脚跟抬起；两掌左右
上提，渐变勾手，勾尖向
下，右臂约与肩平，左臂
稍高过肩。头向左转，目
视左勾。（图3-51）

12. 以口吐气，发长
音"嘶—"；同时，两脚
跟落地；两勾变掌，挺腕
直臂下划，按于胯侧，掌
心向下，指尖向外。目视
前方。（图3-52）

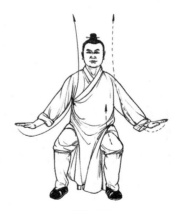

图3-52

13．以鼻吸气；同时，左腿屈膝，向前上提，脚尖向前；两掌变勾手，向前、向上直臂提起，两勾对肩过顶，勾尖向下。目视前方。（图3-53）

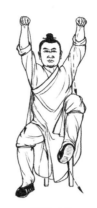

图3-53

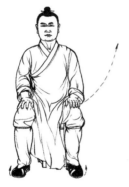

图3-54

14．以口吐气，发长音"嘶—"；同时，左脚向外下落，回至原位；两勾手变掌，屈肘下落，抚按于两膝。目视前方。（图3-54）

15．然后，练习头向右转动作，方法参上。（图略）

第五节　吹字诀

【功法分解】

1. 承上。以鼻吸气；同时，两脚掌上翘，上体左转；右掌变拳，提抱腰间；左拳变掌，向左上伸，臂直平肩，掌心向上，指尖向左。目视左掌。（图3-55）

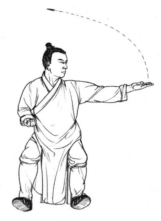

图3-55

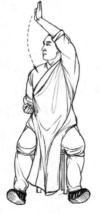

图3-56

2. 吸气不停；身体右转，左掌上划，摆至头顶右上方，掌心向右，指尖向上，左臂稍屈。目视右上方。（图3-56）

3．吸气不停；左掌下
划，落于右肩前，虎口向
里，掌心向右，指尖向上。
目视右方。至此，气方吸
满。（图3-57）

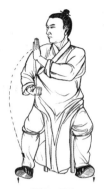

图3-57

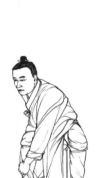

图3-58

4．以口吐气，发长音
"吹—"；同时，两脚掌
落地，上体向右前倾；左掌
下划，搬住右小腿。目视右
下。定势之后稍停，以鼻把
气吸满。（图3-58）

5．以口吐气，发长音
"吹—"；同时，身体左
转，左掌左划，按于左脚上
侧，掌心向下，指尖向右。
目视左掌。（图3-59）

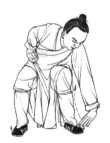

图3-59

6．以鼻吸气；同时，两
脚掌上翘，上体稍起；左掌
握拳，提至左膝外侧，拳眼向
前，拳面向下。目视左拳。
（图3-60）

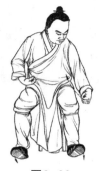

图3-60

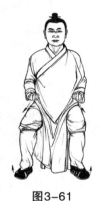

图3-61

7．吸气不停；两脚掌落
地，上体直起；左拳收于腰
间，拳心向上。目视前方。定
势之后稍停，以口吐气，发长
音"吹—"。（图3-61）

8．反向练习，方法参上。
（图略）

9．先以鼻吸气，随即以
鼻把气呼出；同时，两脚掌上
翘；两拳变掌，向后下按，掌
心向下，指尖向前。目视前下
方。定势之后稍停，以鼻把气
吸满。（图3-62）

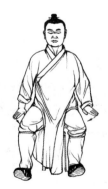

图3-62

10.以鼻呼气；同时，两掌伸臂，用力下插，掌心向后，指尖向下。目视前方。定势之后稍停，以鼻把气吸满。（图3-63）

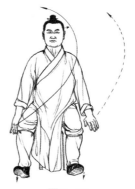

图3-63

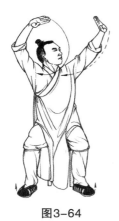

图3-64

11.以口吐气，发长音"吹一"；同时，两脚掌落地，上体左转；两掌向左、向上、向右划弧上托，两臂稍屈，两掌心斜向上方，指尖斜相对，右掌置于头顶上方，左掌置于左肩外上方。目视左掌。（图3-64）

12.以鼻吸气；同时，两脚掌上翘，上体转正；两掌向左、向下、向右划弧，摆至身前，直臂前伸，掌心向上，指尖向前，两掌平肩。目视前方。（图3-65）

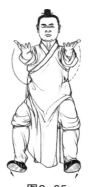

图3-65

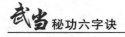

13．以口吐气，发长音"吹一"；同时，两脚掌落地；两掌握拳下划，收抱于腰间，拳心向上。目视前方。（图3-66）

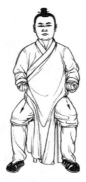

图3-66

14．反向练习，方法参上。（图略）

15．两拳变掌，抚于两膝；全身放松，调匀呼吸。（图3-67）

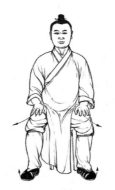

图3-67

第六节　嘻字诀

【功法分解】

1. 承上。以鼻吸气；同时，两脚掌上翘；两掌外摆伸臂，掌心向后，指尖斜向下。（图3-68）

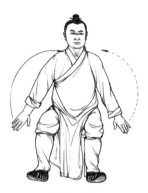

图3-68

2. 以鼻呼气；同时，两掌向外、向前直臂摆伸，掌心向上，指尖向前，两掌平肩。定势之后稍停，以鼻把气吸满。（图3-69）

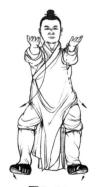

图3-69

3．以口吐气，发长音
"嘻—"；同时，两脚掌落
地；两掌内旋变勾手，向
下、向后勾挂，勾尖向上，
约与胯平，两臂伸开。目视
前方。（图3-70）

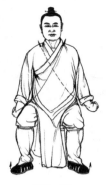

图3-70

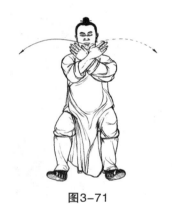

图3-71

4．以鼻吸气；同时，
两脚掌上翘；两勾手变掌，
上收胸前，两腕交叉，左内
右外，虎口向上，指尖斜向
上，约与腮平。目视两掌。
（图3-71）

5．以鼻呼气；同时，
两掌内旋，向两侧推开，
两臂伸直，掌根平肩，掌
心向外，指尖向上。定
势之后稍停，以鼻把气吸
满。（图3-72）

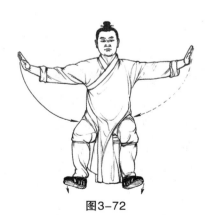

图3-72

6．以口吐气，发长音
"嘻—"；同时，两脚掌落
地；两掌下落，垂于体侧。
目视前方。（图3-73）

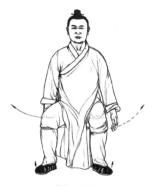

图3-73

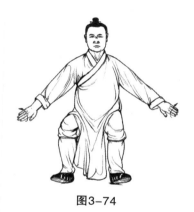

图3-74

7．以鼻吸气；同时，
两脚掌上翘；两掌向两侧上
划伸开，虎口在下，掌心向
后，指尖斜向外，约与腰
平。（图3-74）

8．吸气不停；两掌外
旋，使掌心向上，两臂挺
劲，不要弯曲。目视前方。
（图3-75）

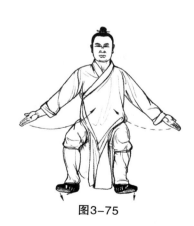

图3-75

9. 以口吐气，发长音"嘻一"；同时，两脚掌落地；两掌里合，约于上腹成抱球状，指尖相对，虎口向上。目视两掌。（图3-76）

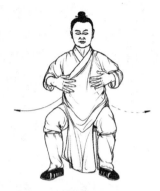

图3-76

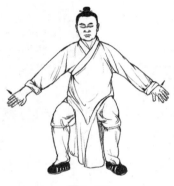

图3-77

10. 以鼻吸气；同时，两掌向下分开，两臂伸直，虎口向下，掌心向后，指尖斜向外，约与腰平。（图3-77）

11. 吸气不停；两掌外旋，使掌心向上，虎口向后。目视前下方。（图3-78）

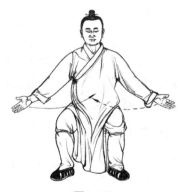

图3-78

12. 以鼻呼气；同时，
两掌内收，抱叠丹田，左
掌在前，右掌贴身，两虎
口均向上。（图3-79）

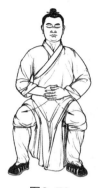

图3-79

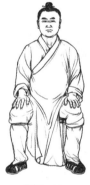

图3-80

13. 以鼻吸气；同时，
放开两掌，抚按两膝。放
松全身，调匀呼吸，本功
收势。（图3-80）

99

第四章

武当鹤仙六字诀

　　武当鹤仙六字诀，也称"鹤门仙功六字诀"，来自鹤仙门。

　　鹤仙门是内丹派南宗秘传的一门修炼术，外所罕见。此门追求"练鹤成仙"，注重养生，令人无疾，使人长寿；同时提倡积健为雄，兼顾武功。其内功有童子功、育丹功、周天功；外功有柔和功、中和功；武功有鹤形劲。

　　鹤门仙功六字诀，是不可多得的六字诀珍品。其气法独特，深吸长呼；劲法柔和，涂缓连绵。练之可调气顺气，养气补气，疏导脏腑，通畅经络，健康身心，祛病延年。

　　六字诀类属鹤仙门之"中和功"。中和功在鹤仙门里，是其内功的辅功，是其武功的底功，承上启下，非常重要。中和功大多是动功，各有偏重，如"六字诀""八段锦""十段锦""鹤形步""刚柔鹤"等。

　　何谓仙功？

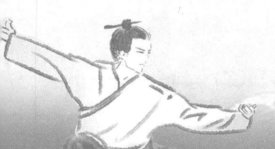

　　司马承祯《天隐子》载曰："神仙之道，以长生为本；
长生之要，以养气为根。夫气受之于天地，和之于阴阳。阴
阳神灵，谓之心主；昼夜寤寐，谓之魂魄。如此人之身，大
率不远乎神仙之道矣。""人生时禀得灵气，精明通悟，学
无滞塞，则谓之神。宅神于内，遗照于外，自然异于俗人，
则谓之神仙。故神仙亦人也，在于修我灵气，勿为世俗所沦
污；遂我自然，勿为邪见所凝滞，则成功矣。喜、怒、哀、
乐、爱、恶、欲七者，情之邪也；风、寒、暑、湿、饥、
饱、劳、逸八者，气之邪也。祛此邪，成'仙功'也。"
"然而呼吸由气而活，故我有吐纳之诀……况久久习之，积
累冥契，则神仙之道，不难至矣。"

　　《黄庭经·仙人章》载曰："仙人道士非有神，积精
累气以成真。"《黄庭经·呼吸章》载曰："呼吸元气以求
仙，仙公公子已可前。"

第一节　嘘字诀

一、预备势

【功法分解】

1. 两脚并步，正身站立；两掌垂于体侧；平心静气，自然呼吸。目视前方。（图4-1）

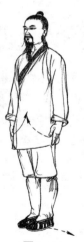

图4-1

2. 左脚横开一步，两脚间距与肩同宽；两掌上提至脐前，左掌心托住右掌背，两掌心向上。定势之后稍停，静心调息3分钟。（图4-2）

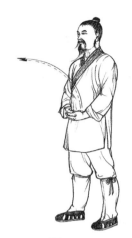

图4-2

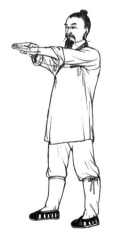

图4-3

二、阳气生发

【功法分解】

1. 承上。以鼻呼气；同时，两掌向前伸臂抬起，至与肩平时内旋，使两掌心向下，顺势叠掌，把右掌心按贴于左掌背上，两掌指尖向前，高与肩平。（图4-3）

2. 以鼻吸气；同时，屈肘收掌，两掌摩转，至左胸前相叠，左掌在下，指尖向右；右掌在上，指尖向左。（图4-4）

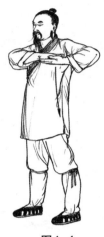

图4-4

3. 以口吐气，发长音"嘘—"；二目圆睁；同时，两掌沿左肋下按至左胯部。（图4-5）

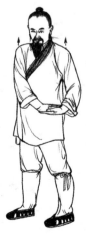

图4-5

4. 吐字不停；两臂伸直，两掌下按，两肩上耸，至最大幅度。（图4-6）

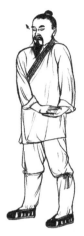

图4-6

5. 吐字不停；两掌姿势不变；头部右转，至最大幅度。向右后平视。至此，气方吐净。（图4-7）

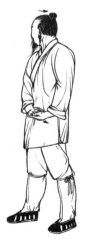

图4-7

6. 以鼻吸气；同时，
头颈左转回正。目视前
方。（图4-8）

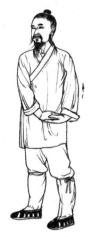

图4-8

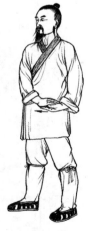

图4-9

7. 吸气不停；两肘稍
微上提，放松肩臂，两掌
松劲。（图4-9）

8.吸气不停；右掌翻转，掌背用力滑贴左掌心，两掌移至脐前。定势之后稍停，调息片刻。（图4-10）

9.反向练习，方法参上。（图略）

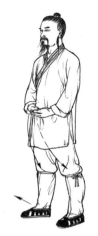

图4-10

三、舒展筋骨

【功法分解】

1.承上。以鼻吸气；同时，右脚横开半步，两腿屈蹲成马步；两掌下落，按于两膝，上身正直。（图4-11）

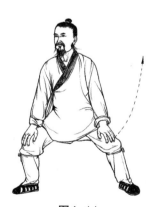

图4-11

2. 以鼻呼气；同时，左掌向左伸臂插出，高与肩平，掌心向下，指尖向左。目视左掌。（图4-12）

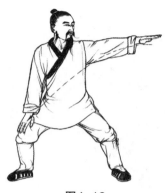

图4-12

3. 以鼻吸气；同时，左掌经体前向右下划弧，按于右掌背上。目视左掌背。（图4-13）

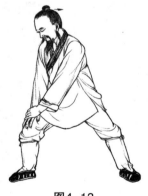

图4-13

4. 以口吐气，发长音"嘘一"；同时，头部左转，二目圆睁，两掌不动。目视左方。（图4-14）

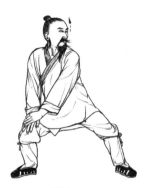

图4-14

5. 吐字不停；下颌上抬，昂头仰望左斜上方。（图4-15）

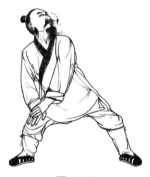

图4-15

6．吐字不停；低头含颌。目视左下方。至此，气方吐净。（图4-16）

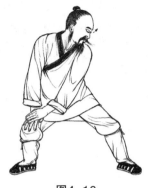

图4-16

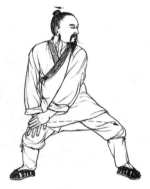

图4-17

7．以鼻吸气；同时，向上抬头，向左平视。（图4-17）

8．吸气不停；头颈转正；同时，左掌收按于左膝。目视前方。（图4-18）

9．反向练习，方法参上。（图略）

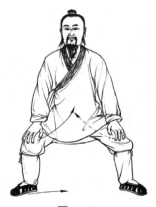

图4-18

10. 右脚内收，随即起身，开步直立；两掌收抱于脐前，左掌心托住右掌背。定势之后稍停，调息片刻。（图4-19）

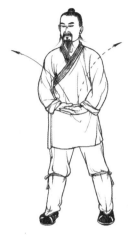

图4-19

第二节　呵字诀

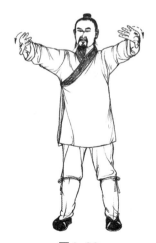

图4-20

一、调肝养肺

【功法分解】

1. 承上。先以鼻把气吸满，随即以鼻呼气；同时，两掌内旋，向前外上方斜伸至与肩平，掌心斜向外，虎口向下。（图4-20）

111

2. 以鼻吸气；同时，两掌外旋，拇指内扣，按于两手无名指根部，其余四指将拇指握于手心成拳（握固），拳面向前，拳心向下。（图4-21）

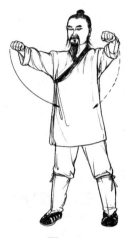

图4-21

3. 吸气不停；两拳外旋，屈肘后收，紧贴两肋，拳眼向上。（图4-22）

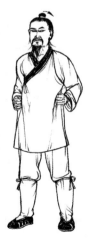

图4-22

4. 以口吐气，发长音"呵一"；同时，两肘后拉，展肩扩胸。昂头抬颌，目视上方。（图4-23）

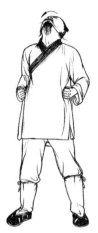

图4-23

5. 头颈转正；同时，以鼻吸气。（图4-24）

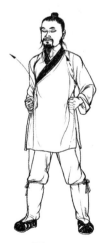

图4-24

6．以口吐气，发长音
"呵—"；同时，两臂前伸，
至与肩平，拳眼向上，力达拳
面。（图4-25）

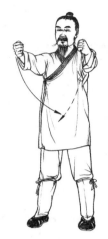

图4-25

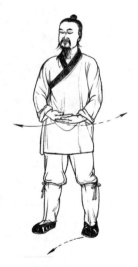

图4-26

7．以鼻吸气；同时，两
拳变掌收回，左掌心托住右掌
背，抱于脐前。定势之后稍
停，调息片刻。（图4-26）

114

二、阴平阳秘

【功法分解】

1. 承上。以鼻吸气；同时，右腿屈膝，左腿前伸，脚跟点地，脚掌上翘，成左虚步；两掌分开，斜伸左右，约与腰平，掌心向下，指尖斜向外下方。目视前下方。（图4-27）

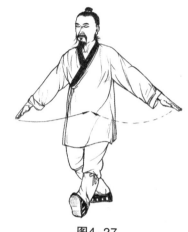

图4-27

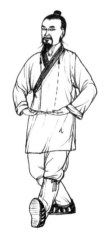

图4-28

2. 吸气不停；两掌外旋，向里划弧，屈臂内收，捧于腹前，掌心向上，指尖相对。（图4-28）

3. 吸气不停；两掌上
托于胸前。（图4-29）

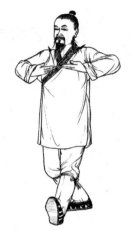

图4-29

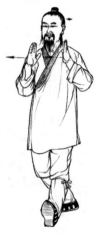

图4-30

4．吸气不停；落肘
夹肋，两掌竖起，掌心相
对，稍高于肩。至此，气
方吸满。（图4-30）

5．以口吐气，发长音"呵一"；同时，两掌向前推出，掌根平肩，掌心向前，指尖向上。头部左转，目视左方。（图4-31、图4-31附图）

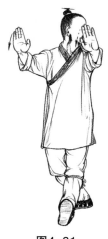

图4-31

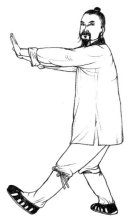

图4-31附图

6．以鼻吸气；同时，两指尖前按，使掌心向下，指尖向前。转头，目视前方。（图4-32）

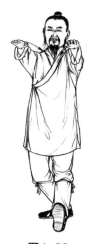

图4-32

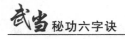

7. 吸气不停；沉肩坠肘，两掌收于肩前，垂肘竖臂。定势之后稍停，以口吐气，发长音"呵—"。（图4-33）

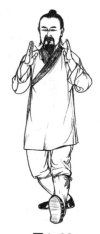

图4-33

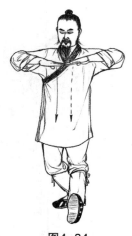

图4-34

8. 调息片刻后，反向练习，方法参上。（图略）

9. 以鼻吸气；同时，两肘向外平肩分张，两掌下落于胸前，掌心向下，指尖相对。（图4-34）

10. 吸气不停；两掌
缓缓向下沉劲，按至小腹
前。（图4-35）

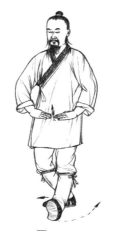

图4-35

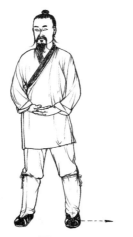

图4-36

11. 吸气不停；两掌随
即外旋相叠，左掌心托住右
掌背；同时，左脚收步，与
右脚平行站立，两脚间距与
肩同宽。定势之后稍停，调
息片刻。（图4-36）

12. 反向练习，方法参
上。练习之后，调匀呼吸。
（图略）

第三节　呼字诀

一、屈伸张弛

【功法分解】

1. 承上。以鼻吸气；同时，左脚横开一步，两腿屈膝，成正马步。（图4-37）

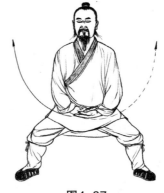

图4-37

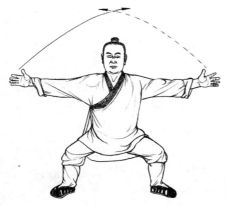

图4-38

2. 以鼻呼气；同时，两掌向左右两侧伸展开，臂与肩平，掌心向前，指尖向外，虎口向上。（图4-38）

3.以鼻吸气；同时，两掌向上划弧伸臂，两腕交叉于头顶上方，掌心向上，指尖向后，左掌在前，右掌在后。目视两掌。（图4-39）

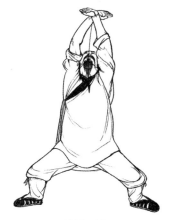

图4-39

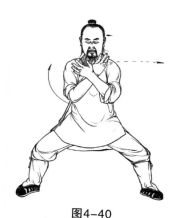

图4-40

4.吸气不停；两臂屈肘，两掌下落至胸前，掌心向里，指尖斜向上。收下颌，头颈转正。目视两掌。（图4-40）

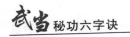

5. 以口吐气，发长音"呼—"；同时，右掌屈指，拇指与食指相掐成"扣弦手"，向右拉置于右肩前，手心向里，右肘抬起约与肩平；左掌向左横推而出，约与肩平，五指张开，虎口向下，掌心向左。目视左掌。（图4-41）

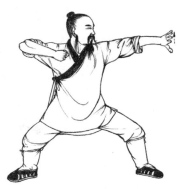

图4-41

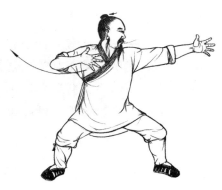

图4-42

6. 吐字不停；左掌外旋直腕，使虎口向上，指尖向左，力达指尖；同时，右手也伸指成掌，五指撑开，虎口向上，指尖向左。两掌伸拉，拔抻争劲，犹如开弓射箭之状。至此，气方吐净。（图4-42）

7．以鼻吸气；同时，右掌向右伸展，虎口向上，指尖向右，两臂一字平肩。目视前方。定势之后稍停，调息片刻。（图4-43）

8．反向练习，方法参上。（图略）

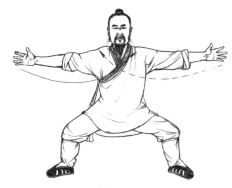

图4-43

9．两臂向胸前合拢交叉，右内左外，指尖斜向外上。目视前方。定势之后稍停，稍作调息，以鼻把气吸满，然后以口吐气，发长音"呼—"。保持此姿势不动，鼻吸口呼，吐纳几次。（图4-44）

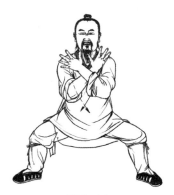

图4-44

10. 两掌下落至脐前，右掌沉劲，用左掌心托住右掌背。定势之后稍停，调息片刻。（图4-45）

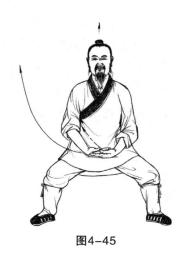

图4-45

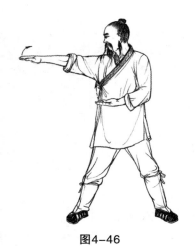

图4-46

二、露酒仙山

【功法分解】

1. 承上。以鼻吸气；同时，两腿伸膝，大开步站立；右掌向右侧伸臂至与肩平，掌心向下，指尖向右；左掌随之抬起，屈肘横臂于腹前，掌心向上，指尖向右。目视右掌。（图4-46）

2．吸气不停；右掌立起，坐腕竖指，掌心向右，指尖向上，约与眼平；同时，左掌上提内翻，掌心按贴右乳部。目视右掌。（图4-47）

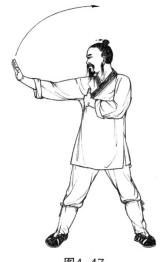

图4-47

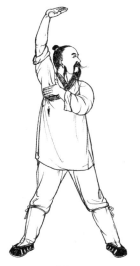

图4-48

3．以口吐气，发长音"呼—"；同时，右掌撑力，直臂上托至头顶上方，掌心向上，指尖向左。目视左方。（图4-48）

125

4. 吐字不停；左掌外
翻，下落至腹侧，掌心向
上。（图4-49）

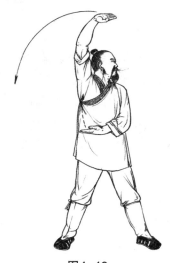

图4-49

5. 吐字不停；右掌向右下落，直臂平肩，掌心向右，指尖
向上，掌根向右撑力；左掌上提，贴按右乳部。头向右转，目视
右掌。至此，气方吐净。（图4-50）

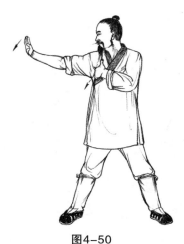

图4-50

6．以鼻吸气；同时，右掌伸腕平掌，掌心向下，指尖向右；左掌下落至右腰侧。定势之后稍停，调息片刻。（图4-51）

7．反向练习，练法参上。（图略）

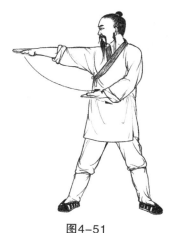

图4-51

8．两掌下落至脐前，右掌沉劲，左掌上托右掌背。定势之后稍停，调息片刻。（图4-52）

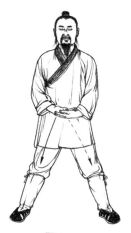

图4-52

第四节　嘶字诀

一、滋阴潜阳

【功法分解】

1. 承上。以鼻呼气；同时，两掌下伸，抚按于两膝上；两膝稍屈。目视前方。（图4-53）

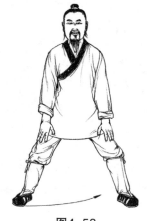

图4-53

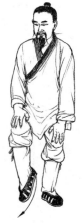

图4-54

2. 以鼻吸气；同时，右腿屈膝内收，脚尖向下，准备上步。（图4-54）

3. 以鼻呼气；同时，右脚前伸，脚跟点地，脚掌上翘；两掌仍按于膝上。（图4-55）

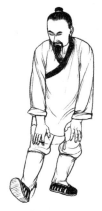

图4-55

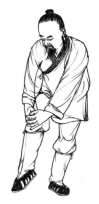

图4-56

4. 以鼻吸气；同时，右膝稍向上提，脚尖下垂；左掌抱住右掌。（图4-56）

5. 吸气不停；两手抱住右膝，一起收至胸前，含颔提顶，伸脊拔背。此时，气方吸满。（图4-57）

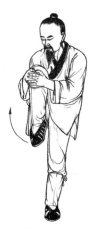

图4-57

6．以口吐气，发长音
"嘶一"；同时，右脚掌尽
力上翘。定势之后稍停，保
持片刻。（图4-58）

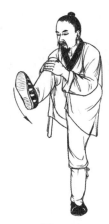

图4-58

7．以鼻吸气；同时，右脚
掌尽力向下伸展，脚背绷直。
定势之后稍停，以口吐气，发
长音"嘶一"。（图4-59）

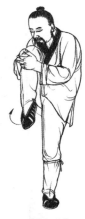

图4-59

8．以鼻吸气；同时，右
脚掌外划勾起。（图4-60）

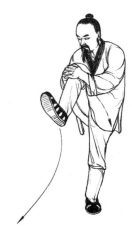

图4-60

130

9．以口吐气，发长音"嘶—"；同时，右脚跟向前落地，脚掌上翘；两掌松开，右掌仍按于右膝；左掌转按左大腿。定势之后稍停，以鼻把气吸满。（图4-61）

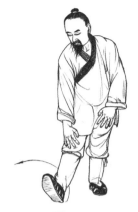

图4-61

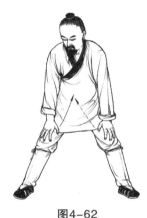

图4-62

10．以口吐气，发长音"嘶—"；同时，右腿向右摆步，与左腿成大开步，两膝稍屈；两掌按膝。（图4-62）

11．调息片刻后，反向练习，方法参上。（图略）

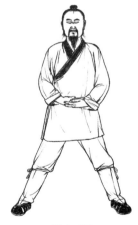

12．练习之后，立起上身，两膝伸直；两掌收至脐前，左掌心托住右掌背。定势之后稍停，调息片刻。（图4-63）

图4-63

二、撑圆布气

【功法分解】

1. 承上。以鼻吸气；同时，两掌松开，虎口叉腰，拇指在后，臂肘撑圆，肘尖向外。（图4-64）

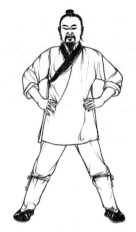

图4-64

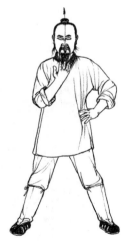

图4-65

2. 以口吐气，发长音"嘶一"；同时，右掌上穿至胸前，掌心向里，指尖向上。（图4-65）

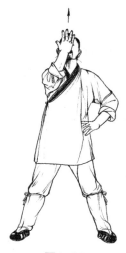

　　3. 吐字不停；右掌穿过面
部，直至额前。（图4-66）

图4-66

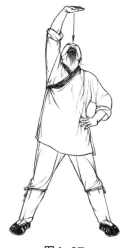

图4-67

　　4. 吐字不停；右掌内旋，
伸臂用力，向上托举，掌心向
上，指尖向左。仰面，目视右
掌背。（图4-67）

5. 以鼻吸气；同时，右掌放松外旋，使掌心向里，指尖向上，经面前屈肘下落。（图4-68）

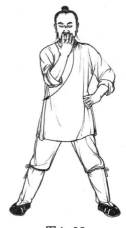

图4-68

6. 吸气不停；右掌过胸，右落叉腰，两臂撑圆。定势之后稍停，调息片刻。（图4-69）

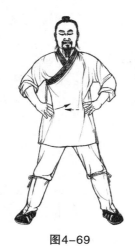

图4-69

7. 反向练习，方法参上。（图略）

8. 练毕，两掌收于脐前，左掌心托住右掌背。定势之后稍停，调息片刻。（图4-70）

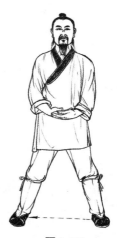

图4-70

第五节　吹字诀

一、气充周身

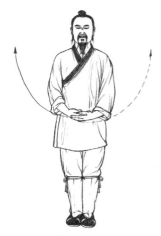

【功法分解】

1. 承上。左脚内收，两脚并步，正身站立；平心静气，自然呼吸。（图4-71）

图4-71

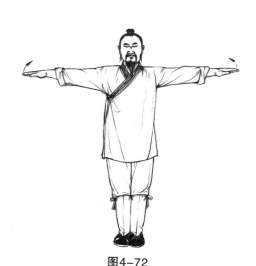

2. 以鼻吸气；同时，两掌向左右举臂，一字平肩，掌心向下，指尖向外。（图4-72）

图4-72

3. 以鼻呼气；同时，两掌挺腕竖指，掌根向外撑劲。（图4-73）

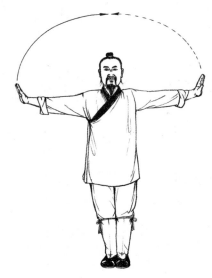

图4-73

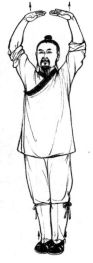

图4-74

4. 以鼻吸气；同时，两掌上合，托举至头顶上方，掌心向上，指尖相对，两臂稍屈。（图4-74）

5. 以口吐气，发长音"吹—"；同时，两臂向上伸直，掌心向上，指尖向后；两脚跟提起。目视上方。（图4-75、图4-75附图）

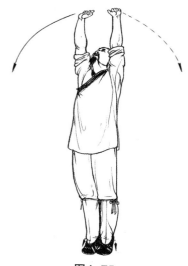

图4-75

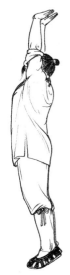

图4-75附图

6. 以鼻吸气；同时，两脚跟落地；两掌直臂侧落，腕根平肩，掌心向外，指尖向上。目视前下方。（图4-76）

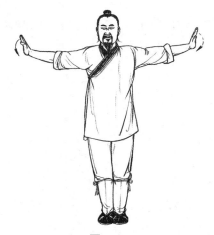

图4-76

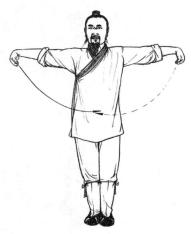

图4-77

7. 以口吐气，发长音"吹—"；同时，两掌撮拢成勾手，勾尖向下，用力勾腕抻劲。（图4-77）

8. 以鼻吸气；同时，
两勾手变掌下落，收于脐
前，左掌心托住右掌背。
定势之后稍停，调息片
刻。（图4-78）

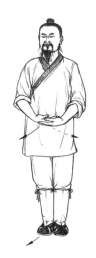

图4-78

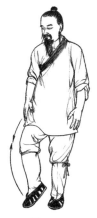

图4-79

二、取坎填离

【功法分解】

1. 承上。以鼻吸气；
同时，两掌分落于两大腿
外侧；右腿屈膝，右脚上
提。（图4-79）

2. 吸气不停；右腿屈膝向上提起，右手下落抓住右前脚掌。（图4-80）

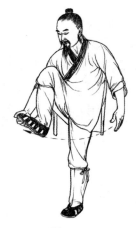

图4-80

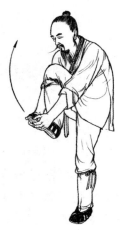

图4-81

3．吸气不停；左掌右移，抓抱右脚掌。（图4-81）

4. 以口吐气，发长音
"吹—"；同时，右脚向
前、向上伸蹬，使膝部挺
直；两掌向后、向下拉脚，
相互争力。（图4-82）

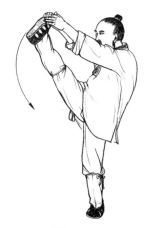

图4-82

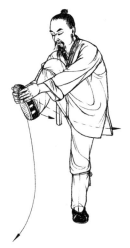

图4-83

5. 以鼻吸气；同时，
两手用力将右腿拉回，右
腿屈膝。（图4-83）

6. 以鼻呼气；同时，两手松开，垂于体侧；右脚前伸落地。定势之后稍停，调息片刻。（图4-84）

7. 反向练习，方法参上。（图略）

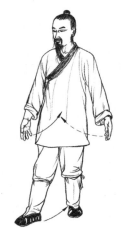

图4-84

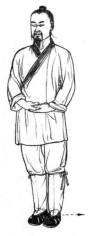

图4-85

8. 以鼻吸气；右脚后收，两脚并步，正身直立；两掌上提，收抱于脐前，左掌心托住右掌背。定势之后稍停，调息片刻。（图4-85）

第六节　嘻字诀

一、翘足舒筋

【功法分解】

1. 承上。以鼻吸气；同时，左脚横开一步，两脚间距约同肩宽；两掌分开，虎口叉腰，拇指在后。目视前方。（图4-86）

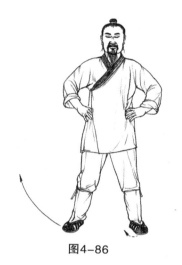

图4-86

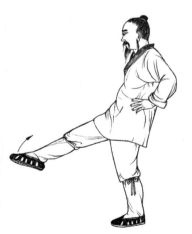

图4-87

2. 以鼻呼气；同时，左脚尖内扣，身体右转约90°；右脚向前伸出，脚背绷直，约与左膝平。定势之后稍停，以鼻把气吸满。（图4-87）

3. 气吸满后，以口吐气，发长音"嘻一"；同时，右脚用力勾起脚尖，脚跟前蹬。（图4-88）

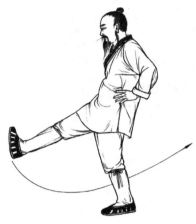

图4-88

4. 以鼻吸气；同时，右脚划劲，下伸身后，脚背绷直，脚尖斜向下。（图4-89）

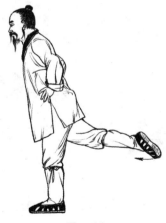

图4-89

144

5. 以口吐气，发长音"嘻—"；同时，右脚尖向下、向前勾。（图4-90）

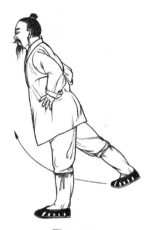

图4-90

6. 以鼻吸气；同时，右膝向前上提，约与腹平，脚背绷紧，脚尖向下。（图4-91）

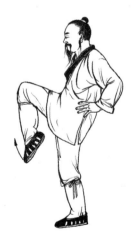

图4-91

145

7. 以口吐气，发长音"嘻—"；同时，右脚尖上勾，使脚心向下。（图4-92）

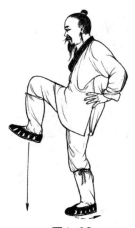

图4-92

8. 以鼻吸气；右脚落地，身体左转约90°，面向正前。定势之后稍停，调息片刻。（图4-93）

9. 反向练习，方法参上。（图略）

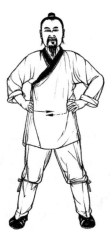

图4-93

10. 练毕，两掌收至脐前，左掌心托住右掌背。定势之后稍停，调息片刻。（图4-94）

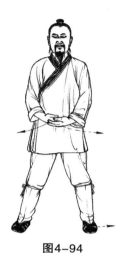

图4-94

二、摇头摆尾

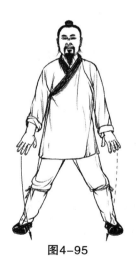

【功法分解】

1. 承上。以鼻吸气；同时，左脚稍向外移，两腿大开直立；两掌左右分开，约与胯平，掌心向后，指尖向下。目视前方。（图4-95）

图4-95

147

2．以鼻呼气；同时，上
身前倾，两掌屈指握拳，向前
下划弧，把拳面拄地于两脚之
前，拳眼相对。目视地面。定
势之后稍停，以鼻把气吸满。
（图4-96）

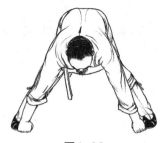

图4-96

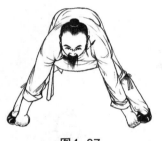

图4-97

3．以口吐气，发长音
"嘻—"；同时，挺起头
颈，伸展腰部。瞪开二目，
目视前方。（图4-97）

4．吐字不停；头向左转，
目视左后方。（图4-98）

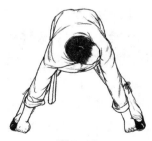

图4-98

5. 吐字不停；头颈转正，昂首前视。（图4-99）

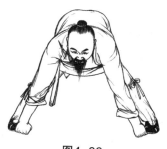

图4-99

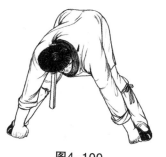

图4-100

6. 吐字不停；头向右转，目视右后方。（图4-100）

7. 吐字不停；头颈转正，昂首前视。至此，气方吐净。（图4-101）

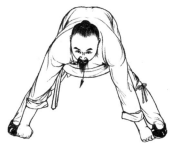

图4-101

8. 以鼻吸气；同时，头部沉劲，下颌内收。目视前下方。（图4-102）

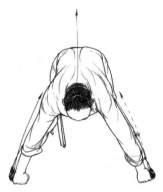

图4-102

9. 以鼻呼气；同时，立起上身，两拳离地变掌，顺势向身体两侧分开，约与胯平，虎口向里，掌心向后。（图4-103）

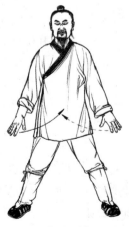

图4-103

10. 以鼻吸气；两掌外旋，收抱于脐前，左掌心托住右掌背。定势之后稍停，意守丹田，调息3分钟。（图4-104）

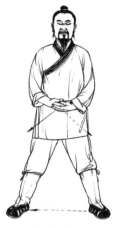

图4-104

11. 左脚内收，两脚并步，正身直立；松开两掌，垂于体侧，松肩顺肘。本功收势。（图4-105）

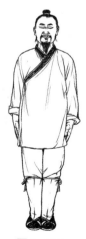

图4-105

第五章

武当乾坤六字诀

乾坤门是内家武当派名门，传承悠久，分支较多，如"乾坤一气门""先天乾坤门""南乾坤门""北乾坤门""乾坤八卦门"等。本六字诀属于乾坤一气门。

武当乾坤六字诀，也称"六字乾坤一气诀"。其练法独特，讲究调合阴阳，使人阴平阳秘，阴阳平衡，其歌曰："乾为阳，呼为阳；坤为阴，吸为阴；一阴一阳，和合为道。"注重补虚泻实，使人脏腑安和，祛病延年，其歌曰：

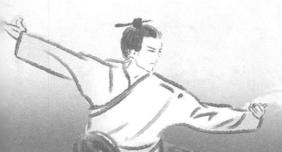

　　"虚则补之，实则泻之；通经活络，充盈元气；一呼一吸，修炼为功。"

　　　　武当乾坤六字诀总诀：

　　　　　　一吸六吐定乾坤，常修习来入仙门。

　　　　　　元真通畅人安平，精力充沛太和身。

　　　　　　引经行气内腑健，补虚泻实病不临。

　　　　　　阴阳和合成大道，寿越百年值千金。

第一节 嘘字诀

一、预备势

【功法分解】

1. 两脚并步，正身站立；两掌垂于体侧；自然呼吸。目视前方。（图5-1）

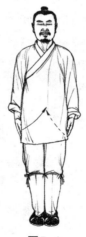

图5-1

2. 两掌向里上提，
托于脐前，左掌心托住
右掌背，两掌心向上。
垂帘调息。（图5-2）

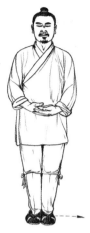

图5-2

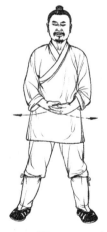

图5-3

二、抚琴招风

【功法分解】

1. 承上。以鼻吸气；
同时，左脚向左横开一
步，两脚间距比肩稍宽。
（图5-3）

155

2. 以鼻呼气；同时，两掌向外下按，约与胯平，掌心向下，指尖向外。（图5-4）

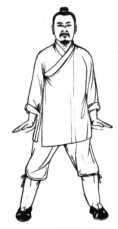

图5-4

3. 以鼻吸气；同时，两掌屈指握成空心拳，向后上划弧，拳眼向上，拳心向后，拳背抵在腰部。（图5-5、图5-5附图）

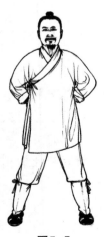

图5-5

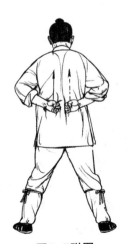

图5-5附图

4. 以口吐气，发长音"嘘—"；同时，上体前倾，拔伸脊柱；两拳沿脊柱两侧由下向上轻轻捶打。（图5-6、图5-6附图）

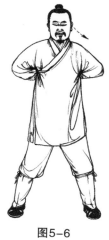

图5-6

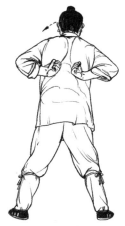

图5-6附图

5. 吐字不停；头向左后方缓缓转动，脊柱旋转拔伸。目视左后下方。（图5-7、图5-7附图）

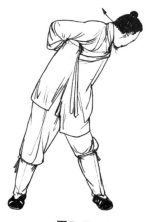

图5-7

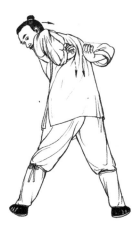

图5-7附图

6.以鼻吸气；同时，头身转正，上体略倾；两拳沿脊柱两侧，自上而下轻轻捶打，至腰部停住。（图5-8、图5-8附图）

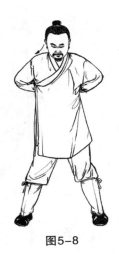

图5-8

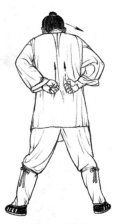

图5-8附图

7.以口吐气，发长音"嘘—"；同时，头向右后方缓缓转动；两拳沿脊柱两侧由下向上轻轻捶打。目视右后下方。（图5-9、图5-9附图）

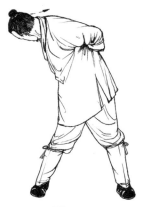

图5-9

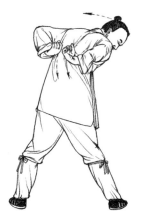

图5-9附图

8. 以鼻吸气；同时，头身转正，上体略倾；同时，两拳沿脊柱两侧自上而下轻轻捶打至腰部。（图5-10、图5-10附图）

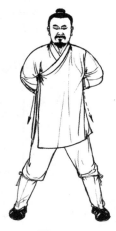

图5-10

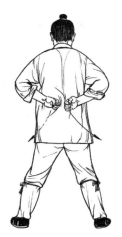

图5-10附图

9. 以鼻呼气；同时，两拳变掌，直臂插向身体两侧，约与胯平，掌心向后，指尖向下。目视前方。（图5-11）

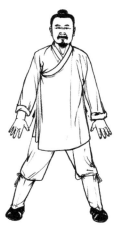

图5-11

10. 以鼻吸气；同时，两掌上提相叠，托于脐前，左掌心托住右掌背，两掌心向上，虎口向前。定势之后稍停，调息片刻。（图5-12）

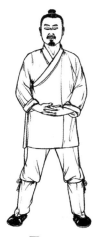

图5-12

三、强脊益肺

【功法分解】

1. 承上。右脚向右后横摆一步，上体右转约90°；左脚里扣，两脚间距比肩稍宽；抱掌不动；自然呼吸。目视前方。（图5-13）

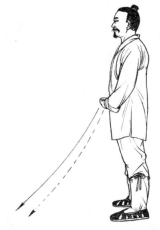

图5-13

2. 以鼻吸气；同时，身向前俯，两臂向前下伸，两掌按地，指尖向前。（图5-14）

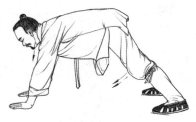

图5-14

3. 吸气不停；两膝前屈，颌部下沉。（图5-15）

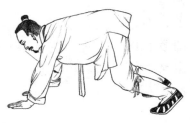

图5-15

4．缩头弓腰，沉
肩伏肘，屈膝收腹。定
势之后稍停，闭气片刻
（自然停息，不要硬
憋）。（图5-16）

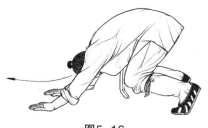

图5-16

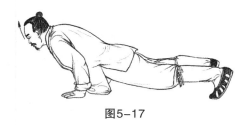

图5-17

5.以口吐气，发长
音"嘘—"；同时，身
向前伸，抬头仰颌，两
臂稍屈；两腿蹬开，胯
部下沉。（图5-17）

6.吐字不停；两臂
撑起。头部昂起，目视
前方。（图5-18）

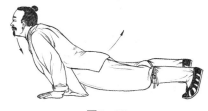

图5-18

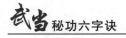

7. 以鼻吸气；同时，两臂后撑；两膝弯曲，胯部后拱。颔部下沉，目视前下方。（图5-19）

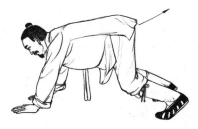

图5-19

8. 吸气不停；两腿蹬直，胯部拱起。目视正下方。（图5-20）

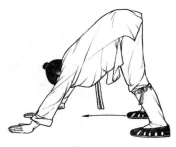

图5-20

9. 以鼻呼气；同时，右腿屈膝，前上半步；上身前移。（图5-21）

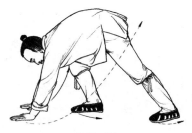

图5-21

10.以鼻吸气；同时，
立身左转，面向正前，两脚
摆扣，开步直立；两掌分
开，侧插体侧，掌心向后，
指尖向下。定势之后稍停，
调息片刻。（图5-22）

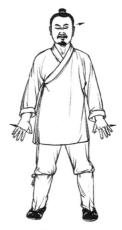

图5-22

第二节　呵字诀

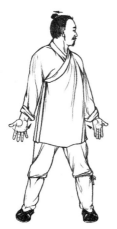

图5-23

一、外升内降

【功法分解】

1.承上。先以鼻把气
吸满，随即以口吐气，发
长音"呵—"；同时，头
部缓缓向左转动，目视左
后方；两掌外旋，使掌心
向前。（图5-23）

165

2. 以鼻吸气；同时，头向右转，回视正前方；两掌内旋，使掌背向前。（图5-24）

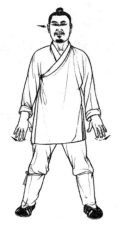

图5-24

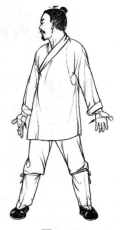

图5-25

3. 以口吐气，发长音"呵—"；同时，头部缓缓向右转动，目视右后方；两掌外旋，掌心向前。（图5-25）

4. 以鼻吸气；同时，头部左转，回视正前，两掌内旋，掌背向前。定势之后稍停，调息片刻。（图5-26）

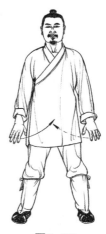

图5-26

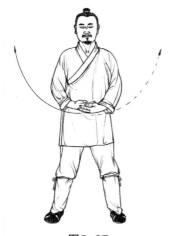

图5-27

二、龙降虎伏

【功法分解】

1. 承上。以鼻吸气；同时，两掌向里上提，抱于脐前，左掌心托住右掌背。（图5-27）

2. 以鼻呼气；同时，两臂向外、向上展开，掌心向上，指尖向外，约与肩平。目视前下方。（图5-28）

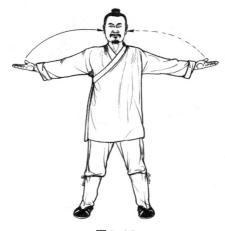

图5-28

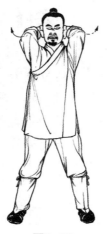

图5-29

3. 以鼻吸气；同时，两臂屈肘里合，肘尖向前；两掌里收，掌心掩住耳孔，十指抱住后脑。（图5-29）

4. 吸气不停；两肘外展，肘尖向外；两掌紧捂两耳。（图5-30）

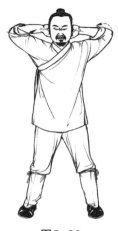

图5-30

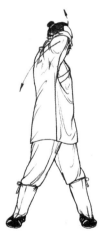

图5-31

5. 以口吐气，发长音"呵—"；同时，头部缓缓左转，两肘随之转动。目视左方。（图5-31）

6. 吐字不停；左肘向
左上、右肘向右下，带动
身体向右侧弯转，伸展左
肋及脊柱。（图5-32）

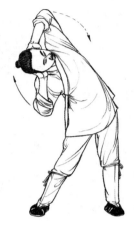

图5-32

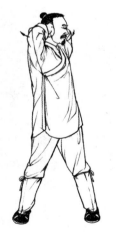

7. 以鼻吸气；同时，
两肘带动身体直起还原。
目视左方。（图5-33）

图5-33

8. 吸气不停；右转使身向前。定势之后稍停，调息片刻。（图5-34）

9. 反向练习，方法参上。（图略）

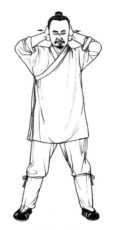

图5-34

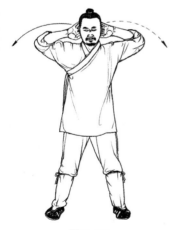

图5-35

10. 左右反复练习后，两掌拔耳，使耳内作响。掩耳吸气，拔则呼气，鼻呼鼻吸，共做36下。（图5-35）

11.拔耳后，以鼻深吸至满，随即以鼻呼气；同时，直臂插向两侧，掌心向下，指尖向外，约与肩平。目视前下方。（图5-36）

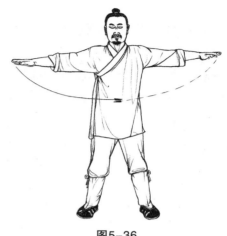

图5-36

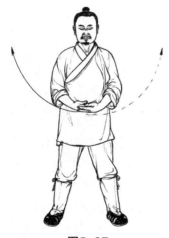

图5-37

12.两掌下落，抱于脐前，左掌心托住右掌背；同时，以鼻吸气。定势之后稍停，调息片刻。（图5-37）

第三节 呼字诀

一、玉液还丹

【功法分解】

1. 承上。以鼻吸气；同时，两掌向外上划，展臂分开，约与肩平，掌心向下，指尖向外。目视前下方。（图5-38）

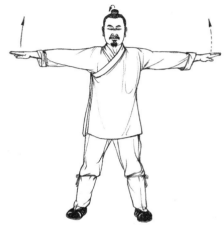

图5-38

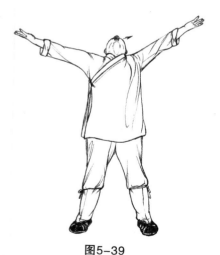

图5-39

2. 以口吐气，发长音"呼一"；同时，两掌外旋，使掌心向上，斜托而起，高略过顶。下颌向上伸展，仰面上视。（图5-39）

3．吐字不停；上身
向左上转，目视左上方。
（图5-40）

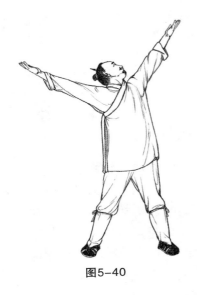

图5-40

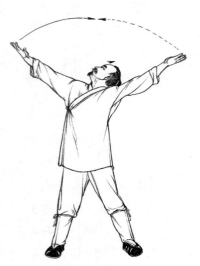

图5-41

4．吐字不停；上身
向右上转，目视右上方。
（图5-41）

5. 以鼻吸气；同时，两掌勾腕，向头顶上方合拢，掌心向下，指尖相对，两臂伸开，尽量上撑。昂首仰面，目视两掌。（图5-42）

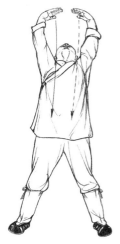

图5-42

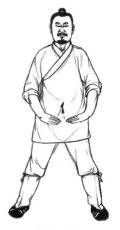

图5-43

6. 以鼻吸气；同时，两掌向前下按，直至小腹，掌心向下，指尖相对。气吸满后稍停，咽津一口，意想气贯丹田。然后调匀呼吸。（图5-43）

二、气敛丹凝

【功法分解】

1. 承上。以鼻吸气；同时，两掌上提，抱于脐位，左掌心托住右掌背。（图5-44）

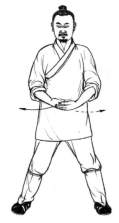

图5-44

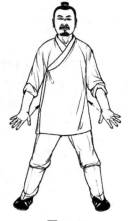

图5-45

2. 以鼻呼气；同时，两掌向外分撑，约与胯平，掌心向后，指尖向下。目视前方。（图5-45）

3．以鼻吸气；同时，两掌后收，按于腰部上方，指尖相对，虎口向下，上体挺直。（图5-46、图5-46附图）

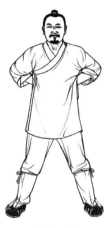

图5-46

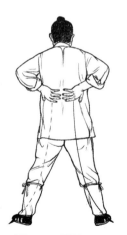

图5-46附图

4．以鼻呼气；同时，两掌向下揉摩，经臀部过大腿后、小腿后，直至两脚外踝；上体前俯。（图5-47）

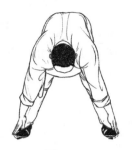

图5-47

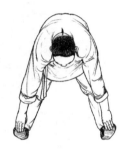

图5-48

5．以鼻吸气；同时，两掌前移，上搬两脚尖。（图5-48）

6．以口吐气，发长音"呼—"；同时，两手搬起两脚尖，用力提高；折腰仰头，下颌向前、向上伸展。目视前方。（图5-49）

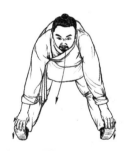

图5-49

7. 以鼻吸气；同时，两脚落地踏平；上体前俯，低头收颌，两手从外抱拽两脚跟。（图5-50）

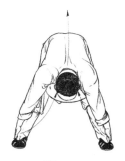

图5-50

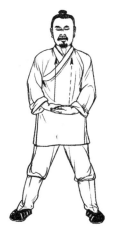

图5-51

8. 以鼻呼气；同时，立起上身；两掌收抱于脐前，左掌心托住右掌背。定势之后稍停，调息片刻。（图5-51）

第四节　嘶字诀

一、挽肘侧推

【功法分解】

1. 以鼻吸气；同时，两掌上托至胸前，掌心向上，指尖相对，两肘平张。目视前下。（图5-52）

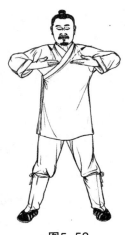

图5-52

2.吸气不停；两掌上提，立于肩前，掌心相对，指尖向上，两肘下垂，上臂夹合。目视前下方。（图5-53）

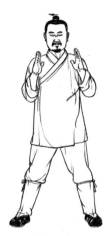

图5-53

3.吸气不停；头部右转，目视右方。（图5-54）

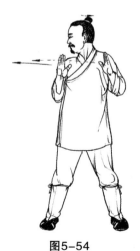

图5-54

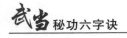

4. 以口吐气，发长音"嘶—"；同时，两掌向右推出，右掌在前，左掌在后，两臂平肩，掌心向前，指尖向上。头部左转，目视左方。（图5-55）

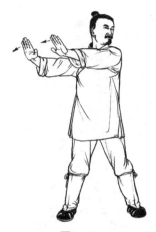

图5-55

5. 吐字不停；两掌平腕右伸，掌心向下，指尖用力穿插。（图5-56）

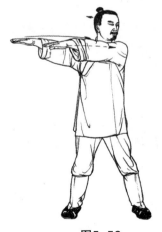

图5-56

6. 以鼻吸气；同时，头部右转；两掌收回，竖于肩前。定势之后稍停，调息片刻。（图5-57）

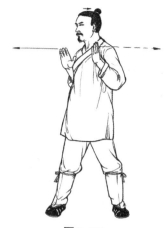

图5-57

7. 反向练习，方法参上。（图略）

8. 以鼻呼气；同时，头部转正；两掌向两侧平肩伸出，掌心向下，指尖向外。目视前方。（图5-58）

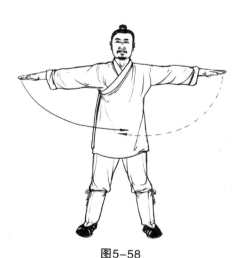

图5-58

9. 以鼻吸气；同时，两掌向里下落，抱于脐前，左掌心托住右掌背。定势之后稍停，调息片刻。（图5-59）

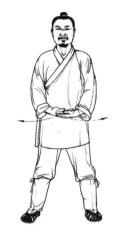

图5-59

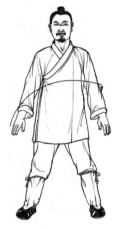

图5-60

二、节节贯通

【功法分解】

1. 承上。以鼻呼气；同时，两掌分向体侧，两臂斜伸，掌心向后，指尖向下，约与胯平。（图5-60）

2. 以鼻吸气；同时，右掌向左抓按左肘，左肘外撑争力；左臂不动。（图5-61）

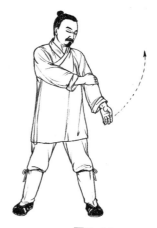

图5-61

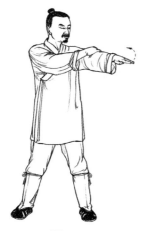

图5-62

3. 以口吐气，发长音"嘶一"；同时，左掌伸指，向前斜上方缓缓抬臂，直至与肩相平，掌心向下，指尖向前。目视左掌。（图5-62）

185

4.吐字不停；左掌挺腕，指尖上翘，掌根平肩向前撑劲；同时，右掌下压，两臂争劲。目视左掌。（图5-63）

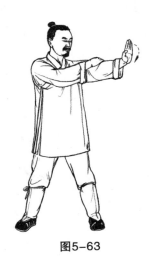

图5-63

5.吐字不停；左掌向下屈腕成勾，勾尖向后用力勾起，左臂挺肘，不得弯曲。至此，气方吐净。（图5-64）

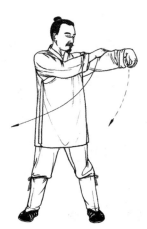

图5-64

6. 调息片刻后，反向练习，方法参上。（图略）

7. 以鼻吸气；同时，两手变掌下落，斜伸于胯外两侧，掌心向后，指尖斜向下方。（图5-65）

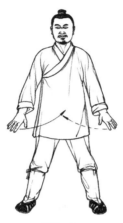

图5-65

8. 吸气不停；两掌内收，抱于脐位，左掌心托住右掌背。定势之后稍停，调息片刻。（图5-66）

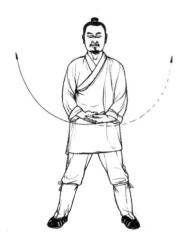

图5-66

第五节　吹字诀

一、上下相随

【功法分解】

1. 承上。以鼻吸气；同时，两掌向外分展，两臂平肩，掌心向下，指尖向外。目视前下方。（图5-67）

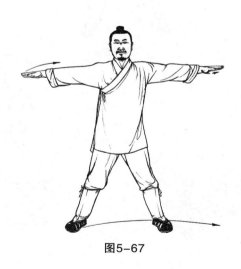

图5-67

2. 吸气不停；右脚向左插步；同时，左掌顺势伸拔；右臂屈肘内收，右掌勾腕于右肩外下侧。头部左转，目视左掌。（图5-68）

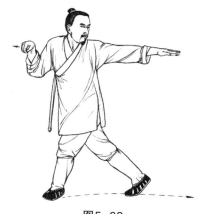

图5-68

3. 以口吐气，发长音"吹—"；同时，左脚向左盖步横开，两脚间距比肩稍宽；同时，右掌伸臂展开，一字平肩，掌心向下，指尖向外。头部转正，目视前方。（图5-69）

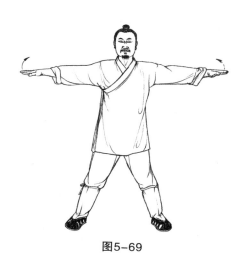

图5-69

4. 吐字不停；两掌挺腕竖起，掌根平肩用力外撑，掌心向外，指尖向上。（图5-70）

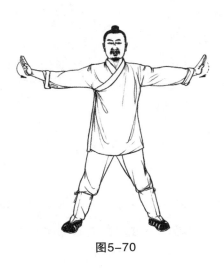

图5-70

5. 吐字不停；两掌沉腕，捏成勾手，用力勾腕。至此，气方吐净。（图5-71）

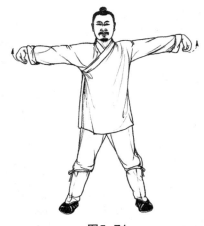

图5-71

6. 调息片刻后，反向练习，方法参上。（图5-72～图5-76）

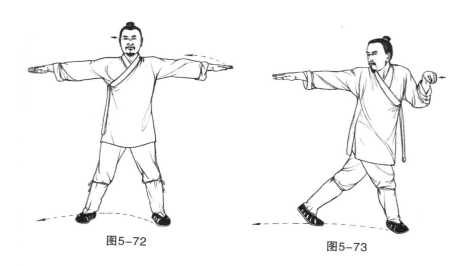

图5-72　　　　　　　　　　　　　　　　图5-73

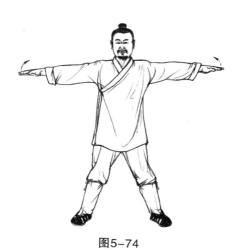

图5-74

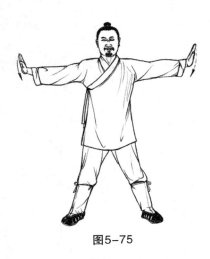

图5–75

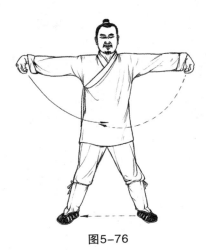

图5–76

7. 以鼻吸气；同时，
左脚右收，两脚并步，正
身直立；两掌下落，向里
抱于脐前，左掌心托住右
掌背。定势之后稍停，调
息片刻。（图5–77）

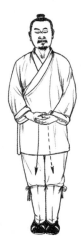

图5–77

二、一阳来复

【功法分解】

1. 承上。以鼻吸气；同时，两掌下伸，按住两膝；上身前俯。目视前下方。（图5-78）

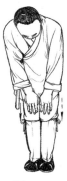

图5-78

2. 吸气不停；两腿屈膝下蹲；昂首挺胸，两臂屈肘外展。目视前方。（图5-79）

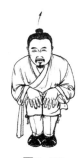

图5-79

193

3. 以口吐气，发长音"吹一"；同时，两腿挺膝上起。昂首不变，仍目视前方。（图5-80）

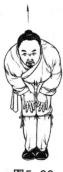

图5-80

4. 以鼻吸气；同时，两掌收抱于脐前，左掌心托住右掌背。定势之后稍停，调息片刻。（图5-81）

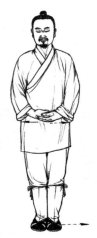

图5-81

194

第六节　唏字诀

一、阴中炼阳

【功法分解】

1. 承上。以鼻吸气；同时，两掌外拉，分至腹侧，掌心向上，指尖相对。（图5-82）

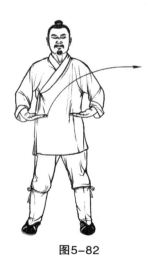

图5-82

2．以口吐气，发长音"唏一"；同时，上体左转，右掌向左上穿，掌心向上，指尖向左，约与肩平；左掌不动。目视右掌。（图5-83）

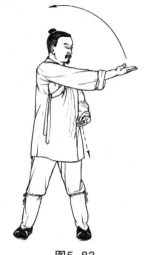

图5-83

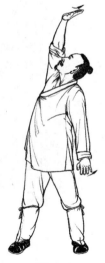

图5-84

3．吐字不停；上身右转，右掌旋腕，向右直臂上托，至头顶上方，掌心向上，指尖向左；左掌下按，置于左大腿外侧。目视右掌。（图5-84）

4．吐字不停；右掌旋腕，用力伸指上插，掌心向左，指尖向上；左掌稍向外转。至此，气方吐净。（图5-85）

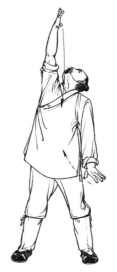

图5-85

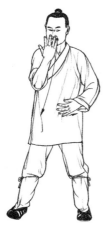

图5-86

5．以鼻吸气；同时，右掌松肩坠肘，下落身前，掌心向里，指尖向上，约与鼻平；左掌上提，抱贴腹侧。（图5-86）

6. 吸气不停；右掌下划，托于右腹侧；左掌外旋，稍向左移，收至左腹侧，两掌心向上，指尖相对。目视前下。定势之后稍停，调息片刻。（图5-87）

7. 反向练习，方法参上。（图略）

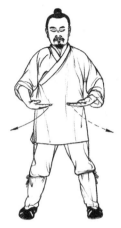

图5-87

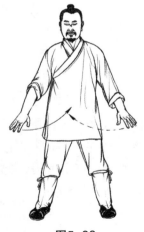

图5-88

8. 以鼻呼气；同时，两掌向两侧撑开，掌心向后，指尖斜向外下，约与胯平。定势之后稍停，调息片刻。（图5-88）

二、强腰健肾

【功法分解】

1. 承上。以鼻吸气；同时，两掌向里上划，抱叠于脐前，左掌心托住右掌背。（图5-89）

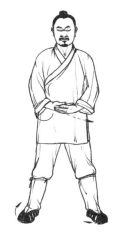

图5-89

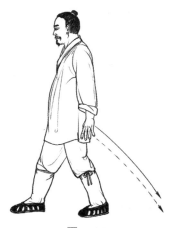

图5-90

2. 以鼻呼气；同时，身体右转约90°，左脚尖内扣，右脚尖外展；两掌下划，落至胯后，掌心向后，指尖向下。（图5-90）

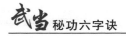

3. 以鼻吸气；同时，身向后歪，两掌按地；两腿弯曲，上身稍仰。（图5-91）

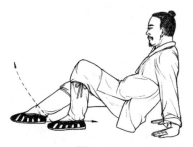

图5-91

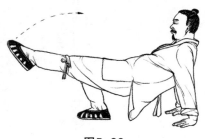

图5-92

4. 以口吐气，发长音"唏—"；同时，右脚后移；左脚向前上缓缓弹出，脚腕绷开，脚尖向前，左膝伸直。目视左脚。（图5-92）

5. 吐字不停；左脚尖内勾，脚跟撑劲，挺膝向上蹬起，脚底向上。目视左脚。（图5-93）

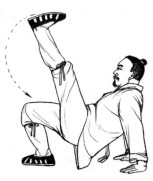

图5-93

6. 以鼻吸气；同时，左腿屈膝下收，左脚跟落至右膝里侧。（图5-94）

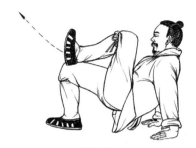

图5-94

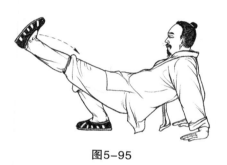

图5-95

7. 以口吐气，发长音"唏—"；同时，左脚向前上蹬出，力达脚跟，脚尖勾紧。目视左脚。（图5-95）

8. 以鼻吸气；同时，左腿屈膝下收，左脚跟落至右膝里侧。（图5-96）

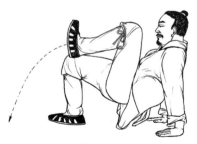

图5-96

9．以鼻呼气；同
时，左脚向前下落地。
定势之后稍停，调息片
刻。（图5-97）

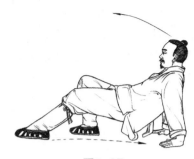

图5-97

10．反向练习，方法参上。（图略）

11．以鼻吸气；同时，收腿立身；两掌伸臂，置于两胯后方。
（图5-98）

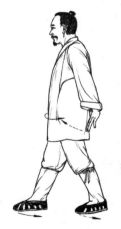

图5-98

12. 以鼻呼气；同时，上体左转约90°，面向正前，右脚尖内扣，左脚尖外展，开步直立；两掌收抱于脐前，左掌心托住右掌背。定势之后，调匀呼吸。（图5-99）

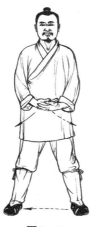

图5-99

13. 左脚右收，两脚并步，正身站立；两掌放下，垂于体侧。本功收势。（图5-100）

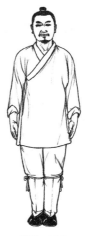

图5-100

第六章

武当武功六字诀

　　武当武功六字诀是内家秘传的一种武术吐纳功。其动作有力，气法短促，吐字独特。经常练习，可振奋精神，活泼血脉，强壮心肺，增加气力，激发潜能。

　　本功以鼻吸气，用口发音，共有六字——"嘿（hei）""呀（ya）""嗬（he）""嗨（hai）""哈（ha）""吔（ye）"。

　　内气吐出时，不同的发音，有助于不同劲力的发放。一般而言，嘿声有助于点劲，点劲有神出鬼没之变；呀声有助于格劲，格劲有顶天立地之态；嗬声有助于合劲，合劲有惊

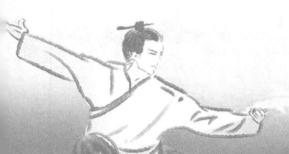

心动魄之状；嗨声有助于整劲，整劲有浑元一气之威；哈声有助于推劲，推劲有排山倒海之势；吧声有助于截劲，截劲有短促突击之巧。

　　注意，武当武功六字诀的发音，不同于一般的养生功，其主要目的是为了气与力合，导气贯力，益气增力，所以讲究动息相合，以息引动，以动练息。练习时要集中心意，全神贯注；身体要保持一定紧张度，不宜过于放松，这样才能在养生保健的同时，使内外相合，起到武术气功坚筋壮肌、增益外劲、提高耐力的效用。

第一节　嘿字诀

【功法分解】

1. 两脚并步，正身直立；两掌垂于体侧；自然呼吸。目视前方。（图6-1）

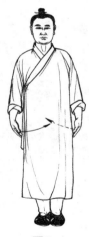

图6-1

2．两掌内收，上抱于丹田，左掌心贴身，右掌心盖住左掌背；调息片刻。（图6-2）

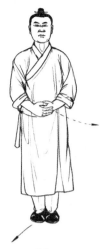

图6-2

3．以鼻吸气；同时，右脚向前半步；右掌外移，叉住腰部，拇指在后，虎口向上；左掌斜伸于左侧，稍低于胯，掌心向下，虎口向前。目视右前方。（图6-3）

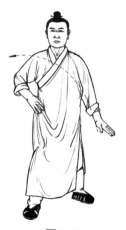

图6-3

4. 用口吐气，发"嘿—"字音；同时，左掌斜向右前推出，掌心向前，指尖向上，掌根平肩；左腿蹬劲，成右弓步。目视左掌前方。（图6-4）

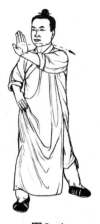

图6-4

5. 以鼻吸气；同时，左臂屈肘，左掌收至左肩前，掌心向外，指尖向上，约与眼平；重心左移。目视左手。（图6-5）

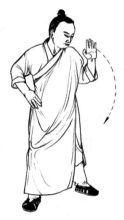

图6-5

6. 用口吐气，发"嘿—"字音；同时，左掌屈指扣握成空心拳，向前外压，稍低于胯，虎口向右，手心向下。目视左手。（图6-6）

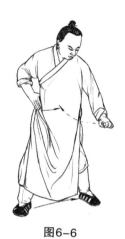

图6-6

7. 以鼻吸气；同时，右脚退步，两脚跟相并，脚尖外分，正身直立；两掌收抱于丹田。定势之后稍停，调息片刻。（图6-7）

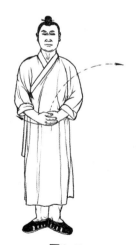

图6-7

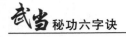

8. 反向练习，方法参上。（图略）

9. 以鼻吸气；同时，右掌变拳，收抱于右腰间，拳心向上；左掌斜向左前方伸出，掌心向上，指尖向前，臂与肩平。目视左掌。（图6-8）

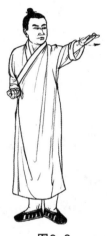

图6-8

10. 用口吐气，发"嘿—"字音；同时，左掌屈指变爪，内旋立起，爪根平肩，爪心斜向前。（图6-9）

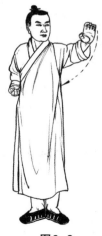

图6-9

11. 以鼻吸气；同时，左爪扣握成拳，收抱于左腰侧。定势之后稍停，调息片刻。（图6-10）

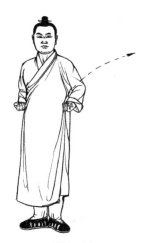

图6-10

12. 反向练习，方法参上。（图略）

13. 以鼻吸气；同时，左拳变掌，向左伸出，掌心向上，指尖向左，高与肩平。目视左掌。（图6-11）

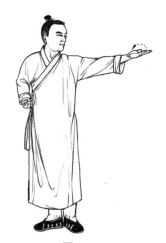

图6-11

211

14. 发"嘿—"字音；同时，左掌屈指成爪，内旋立起，爪心向左，爪根平肩。（图6-12）

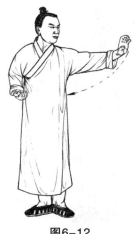

图6-12

15. 以鼻吸气；同时，左爪扣指握拳，收抱于左腰间，拳心向上。目视前方。定势之后稍停，调息片刻。（图6-13）

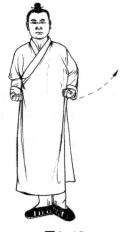

图6-13

16. 反向练习，方法参上。（图略）

17. 以鼻吸气；同时，向左转身，左拳变掌，向左后方伸出，掌心向上，约与腰平。目视左掌。（图6-14）

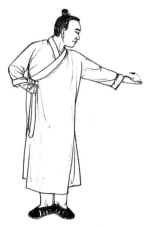

图6-14

18. 用口吐气，发"嘿—"字音；同时，左掌屈指成爪，内旋立起，爪心斜向左后方。（图6-15）

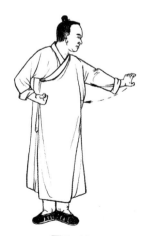

图6-15

19. 以鼻吸气；同时，左爪扣指成拳，收抱于腰间，拳心向上。头身转正。定势之后稍停，调息片刻。（图6-16）

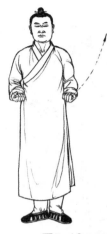

图6-16

20. 反向练习，方法参上。（图略）

21. 以鼻吸气；同时，左拳变掌，斜向前上方伸出，掌心向上，指尖向外，约与鼻平。目视左掌。（图6-17）

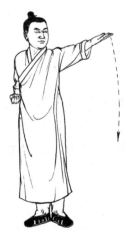

图6-17

22. 以鼻呼气；同时，向左俯身，左掌运劲向下划弧至左腿前外侧，指尖斜向下，虎口向左。目视左掌。（图6-18）

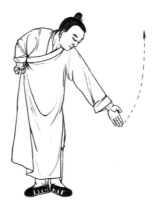

图6-18

23. 以鼻吸气；同时，左掌向左后方直臂划弧，约与胸平时转成掌心向上，指尖向左。（图6-19）

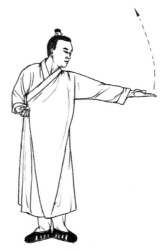

图6-19

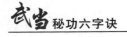

24. 吸气不停；左掌继续向上划弧，伸臂，稍高过顶，指尖斜向上，虎口向外。目视左掌。（图6-20）

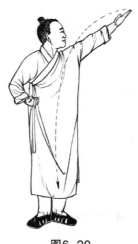

图6-20

25. 用口吐气，发"嘿一"字音；同时，左掌向前下划弧至左小腿前，掌心向里，指尖向下，上体前俯。目视左掌。（图6-21）

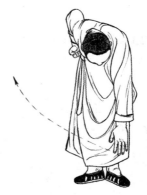

图6-21

26.以鼻吸气；同时，左掌向右上划弧，伸向右侧，约与腹平，掌心向里，指尖向下，上体右倾。（图6-22）

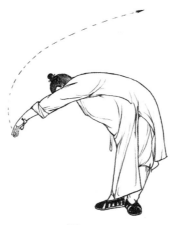

图6-22

27.吸气不停；左掌继续向上、向左划弧，经头顶至左肩正上方，左臂伸直，掌心向上，指尖向后，上体立起。目视左掌。（图6-23）

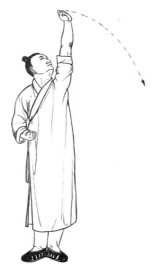

图6-23

28．以鼻呼气；同时，左掌向左转压，下落平肩，掌心向下，指尖向左。目视左掌。（图6-24）

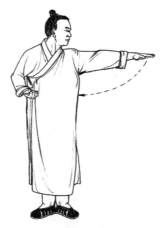

图6-24

29．呼气不停；左掌扣指握拳，收抱于腰侧，拳心向上。头颈转正，目视前方。定势之后稍停，调息片刻。（图6-25）

30．反向练习，方法参上。（图略）

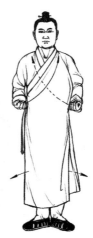

图6-25

第二节　呀字诀

【功法分解】

1. 承上。以鼻吸气；同时，身体下蹲，两膝外展；两掌上提至胸前，两腕相交，右外左内，掌心向里，指尖斜向上。（图6-26）

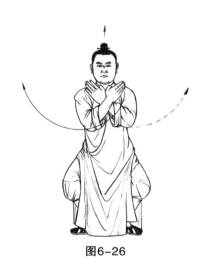

图6-26

219

2. 用口吐气，发
"呀—"字音；同时，
两膝挺起；两掌向下、
向外、向上分划平展，
掌心向上，指尖向外，
约与肩平。目视右方。
（图6-27）

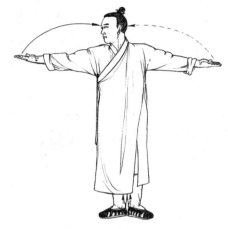

图6-27

3. 以鼻吸气；同时，两脚跟提起；两掌里合，十指交叉，
抱于脑后，两肘外展。（图6-28、图6-28附图）

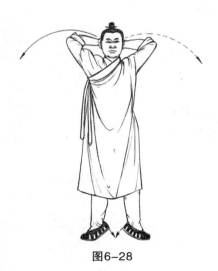

图6-28

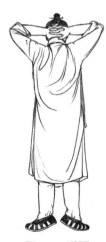

图6-28附图

4. 用口吐气，发"呀—"字音；同时，两脚跟落地；两掌向左右展臂分开，掌心向下，指尖向外，约与肩平。目视左掌。（图6-29）

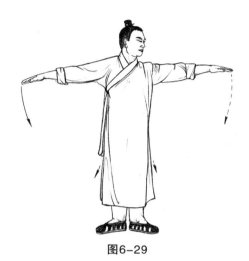

图6-29

5. 吐音不停；两腿屈膝下蹲，膝关节外展；两掌下落，约与腰平。（图6-30）

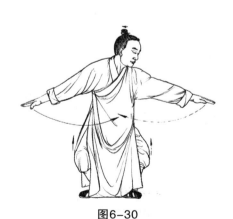

图6-30

6. 以鼻吸气；同时，伸
腿立身；两掌收抱于丹田，
右掌在外。定势之后稍停，
调息片刻。（图6-31）

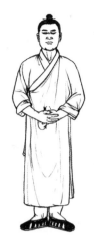

图6-31

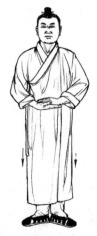

图6-32

7. 以鼻吸气；同时，左
掌内旋，右掌外旋，使两掌
心相对，左掌在上，指尖向
右；右掌在下，指尖向左。
（图6-32）

8．用口吐气，发"呀—"字音；同时，两腿屈膝下蹲。目视左掌背。（图6-33）

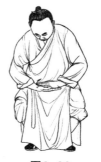

图6-33

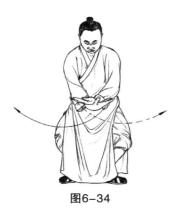

图6-34

9．以鼻吸气；同时，右掌向左稍伸；左掌贴住右掌外旋（稍向右滑），使两腕相交，两掌心向上，指尖向外。（图6-34）

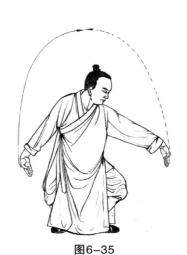

10．以鼻呼气；同时，两掌向左右划弧分开，掌心向里，指尖向下，约与胯平。目视左掌。（图6-35）

图6-35

11. 以鼻吸气；同时，两膝伸直，身体立起；两掌向上划弧伸臂，十指交叉于头顶正上方，掌心向下。目视上方。（图6-36）

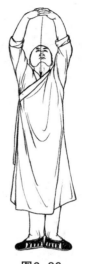

图6-36

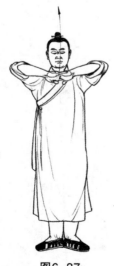

图6-37

12. 以鼻呼气；同时，两掌下按，置于喉前，两肘外展。目光随掌。（图6-37）

13. 以鼻吸气；同时，两掌翻转，伸臂向头顶上方托举，掌心向上，上身稍向后仰。目视掌背。（图6-38）

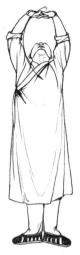

图6-38

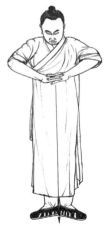

图6-39

14. 以鼻呼气；同时，两掌向前下收，按至鸠尾骨下，掌心向下，上体略向前俯。定势之后稍停，以鼻把气吸满。（图6-39）

15. 用口吐气，发"呀—"字音；同时，两掌运劲下按，接近地面（也可按地），两臂伸直。（图6-40）

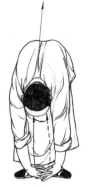

图6-40

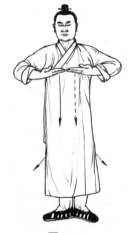

图6-41

16. 以鼻吸气；同时，身体缓缓上起，两掌分开，翻转上托于胸前，掌心向上，指尖相对。（图6-41）

17. 用口吐气，发"呀—"字音；同时，两腿屈膝下蹲；两掌沉坠丹田，手型不变。目视两掌。（图6-42）

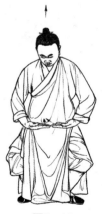

图6-42

18．以鼻吸气；同
时，两腿伸起，身体直
立；两掌相抱于丹田，
右掌在外。（图6-43）

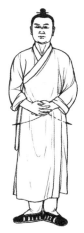

图6-43

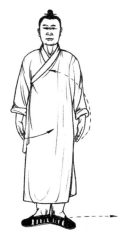

图6-44

19．以鼻呼气；同
时，放下两掌，垂于体
侧。定势之后稍停，调
息片刻。（图6-44）

第三节　嘻字诀

【功法分解】

1. 承上。以鼻吸气；同时，左脚横开，两膝略屈，蹲成正马步；两掌成抱球状，右掌上提至腹前，掌心向上；左掌上提至胸前，掌心向下。（图6-45）

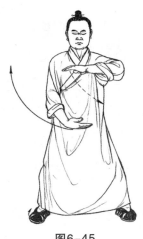

图6-45

2. 用口吐气，发"嘀一"字音；同时，重心移到左腿，右脚稍向外摆，成右半马步；左掌移向左腰，虎口叉腰，拇指在后；右掌向右上方提起并立掌，掌心向右，指尖向上，约与眼平。目视右掌。（图6-46）

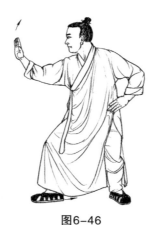

图6-46

3. 以鼻吸气；同时，右脚跟提起，两腿伸开，腰向后拱；右掌向后、向上挑，指尖仍向上，约与额平。目视右掌。（图6-47）

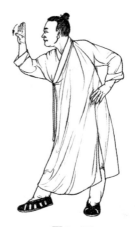

图6-47

4. 以鼻呼气；同时，
右掌屈指变爪，向前上抓
出，高过头顶，爪心向
前。定势之后稍停，以鼻
把气吸满。（图6-48）

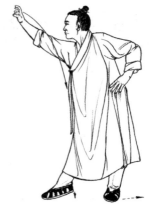

图6-48

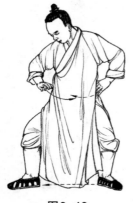

图6-49

5. 用口吐气，发
"嗬—"字音；同时，
右脚跟落地，左脚外
移，两腿成右半马步；
右爪向后、向下拉按，
约至右腹侧。目视右
爪。（图6-49）

6. 以鼻吸气；同时，左脚右收，两脚跟相并成外八字步，身体起立；两手变掌，相抱于丹田，右手在外。定势之后稍停，调息片刻。（图6-50）

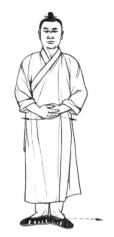

图6-50

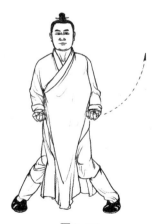

图6-51

7. 反向练习，方法参上。（图略）

8. 以鼻吸气；同时，左脚外分，两脚跟外摆，两膝弯曲内扣，成钳阳马；两手握拳抱于腰间，拳心向上。目视前方。（图6-51）

9. 用口吐气，发"嘀—"
音；同时，左拳变掌，向左抖
劲伸插而出，虎口张开，四指
向左，约与肩平。目视左掌。
（图6-52）

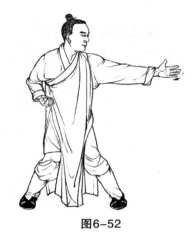

图6-52

10. 以鼻吸气；同时，左掌外旋，屈指成爪，爪心斜向上。
（图6-53）

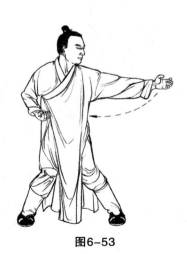

图6-53

11. 吸气不停；将左爪拉回至左腰。定势之后稍停，调息片刻。（图6-54）

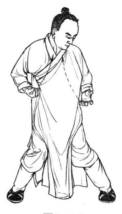

图6-54

12．反向练习，方法参上。（图略）

13．以鼻吸气；同时，把爪变拳，两拳缓缓上提至胸前，拳面相对，拳心向下。（图6-55）

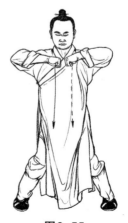

图6-55

14.用口吐气，发"嘀—"字音；同时，两拳下压，按于腹下，拳面仍相对，手腕挺起。（图6-56）

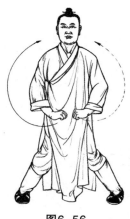

图6-56

15.以鼻吸气；同时，两拳变掌，向外、向上、向前伸出，十指向前张开，虎口向上，约与肩平。（图6-57）

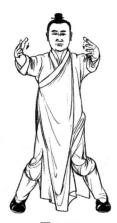

图6-57

16. 以鼻呼气；同时，两掌运劲，屈指成爪，爪心相对，虎口在上。（图6-58、图6-58附图）

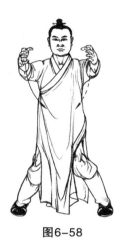

图6-58

图6-58附图

17. 呼气不停；两爪用力收于腹侧。目光下视。定势之后稍停，调息片刻。（图6-59）

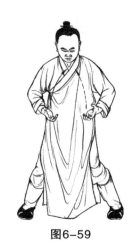

图6-59

第四节　嗨字诀

【功法分解】

1. 承上。以鼻吸气；同时，两爪握拳，上提至胸前，拳面相对，拳心向下。（图6-60）

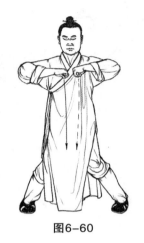

图6-60

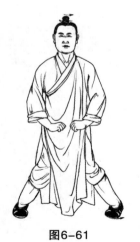

图6-61

2. 用口吐气，发"嗨—"字音；同时，两拳下压，按于腹下，拳面仍相对，手腕挺起。（图6-61）

3. 以鼻吸气；同时，左脚微摆，身体左转约90°。目视左前方。（图6-62）

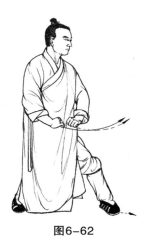

图6-62

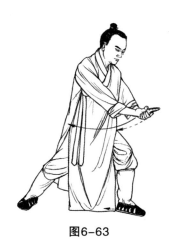

图6-63

4. 以鼻吸气；同时，左脚稍进，脚尖外展，右腿蹬伸，成左弓步；两拳变掌，右掌前穿，掌心向上，高与腹平；左掌上托右掌背，顺势助力。定势之后稍停，以鼻把气吸满。（图6-63）

237

5. 用口吐气，发"嗨—"字音；同时，左脚稍向后移，右腿后坐，成左虚步；两掌分开，向下沉劲，置于两胯外侧，指尖斜向下。（图6-64）

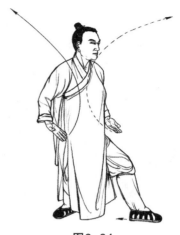

图6-64

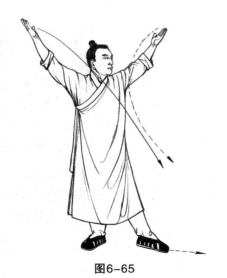

图6-65

6. 以鼻吸气；同时，立起身体，左脚微收；两掌向上、向里、向外划弧，举臂展伸，掌心向上，指尖向外斜上方，高过头顶。（图6-65）

238

7. 用口吐气，发
"嗨—"字音；同时，
左脚向左前方上步，两
膝稍屈，成左半马步；
两掌向左前下拍，掌心
向下，指尖向前，约与
腹平。（图6-66）

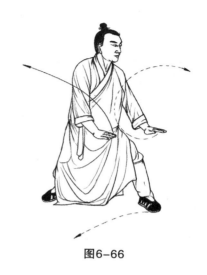

图6-66

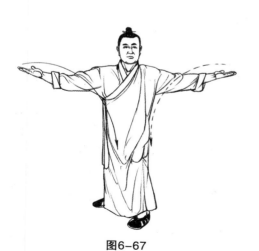

图6-67

8. 以鼻吸气；同时，
左脚向右前方弧形上步，
右腿蹬开成左弓步；两掌
向上、向里、向外划弧，
举臂平展，掌心向上，指
尖向外，约与肩平，身稍
后仰。（图6-67）

239

9. 用口吐气，发"嗨—"
字音；同时，两掌里合下按，
掌心向下，指尖相对，约与腹
平，身稍前俯。（图6-68）

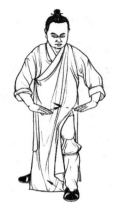

图6-68

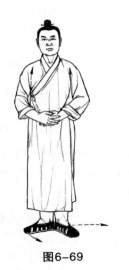

图6-69

10. 以鼻吸气；同时，左
脚后收，两脚跟相并成外八
字步；立起上身，两掌相抱于
丹田，右掌在外。定势之后稍
停，调息片刻。（图6-69）

240

11. 反向练习，方法参上。（图略）

12. 以鼻吸气；同时，左脚横开一步，两膝弯曲内扣，成钳阳马；两掌上提至胸前，交叉成十字手，右掌在外，两掌心向里，指尖斜向上。（图6-70）

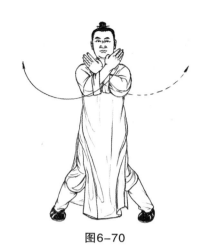

图6-70

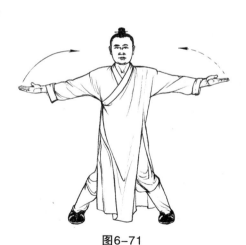

图6-71

13. 用口吐气，发"嗨—"字音；同时，两掌向下、向外展开，稍低于肩，掌心向上，指尖向外。（图6-71）

14. 以鼻吸气；同时，
两掌变爪，旋腕上提，约
与耳平，爪心向外，虎口
向前。（图6-72）

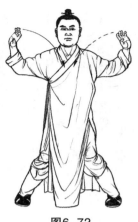

图6-72

15. 以鼻呼气；同时，两爪变掌，按至胸前，掌心向下，指
尖相对。定势之后稍停，以鼻把气吸满。（图6-73）

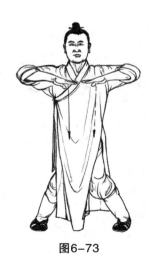

图6-73

16. 用口吐气，发"嗨—"字音；同时，两掌下按至丹田，身稍下沉。（图6-74）

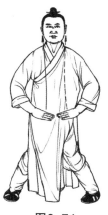

图6-74

17. 以鼻吸气；同时，两掌从体前上提至耳后，虎口向下，指尖相对，两肘外展。（图6-75）

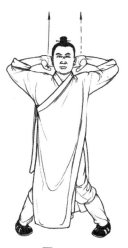

图6-75

18. 以鼻呼气；同时，伸臂推掌，向上撑臂，掌心向上，指尖斜相对；两腿伸膝直立。（图6-76）

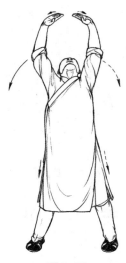

图6-76

19. 以鼻吸气；同时，两掌变爪，屈肘下拉，约与耳平，爪心向外，虎口向前；身向下沉，屈膝蹲成钳阳马。（图6-77）

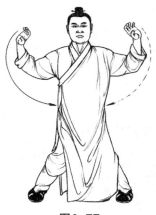

图6-77

20.用口吐气，
发"嗨—"字音；同
时，两爪抓拉成拳，
下收至腰间，拳心向
上。（图6-78）

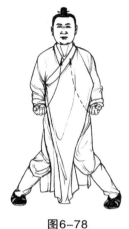

图6-78

21.以鼻吸气；同时，两拳变掌，上提至胸前，掌心向下，
指尖相对。（图6-79）

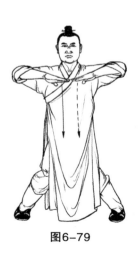

图6-79

245

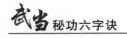

22. 用口吐气，发"嗨—"字音；同时，两掌下按至丹田，身稍下沉。（图6-80）

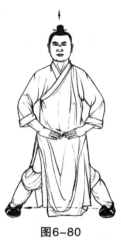

图6-80

23. 以鼻吸气；同时，立起身体，左脚右收，两脚并步；两掌抱于丹田，右掌在外。定势之后稍停，调息片刻。（图6-81）

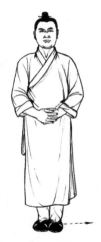

图6-81

第五节　哈字诀

【功法分解】

1. 承上。以鼻吸气；同时，左脚向左横开半步，两脚间距略宽于肩；同时，两掌叉腰，拇指在前，头项正直。（图6-82）

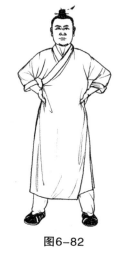

图6-82

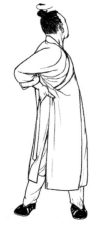

图6-83

2. 以鼻呼气；同时，以腰为轴，头颈向左后方转动。目视左后方。（图6-83）

3．以鼻吸气；同时，向右转腰，头颈向右后方转动。目视右后方。（图6-84）

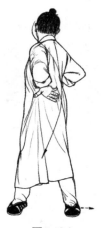

图6-84

4．用口吐气，发"哈一"字音；同时，向左转腰，头颈转正，上体随即向前下俯。目视下方。（图6-85）

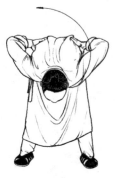

图6-85

5.以鼻吸气；同时，将
上体缓缓上起还原，头向后
仰。目视上方。（图6-86）

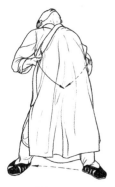

图6-86

6.以鼻呼气；同时，身颈回正，左脚右收，两脚并步；两
掌收抱于丹田，右掌在外。目视前方。（图6-87）

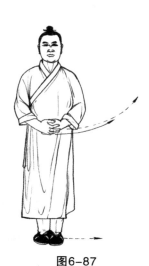

图6-87

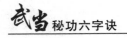

7. 以鼻吸气；同时，左脚左开一步，两腿蹲成钳阳马；向左转体，两掌向左侧上方划伸而出，掌心皆向下，指尖皆向左，左掌在前，高与肩平；右掌在后，置于左肘里侧下方。目视左掌。（图6-88）

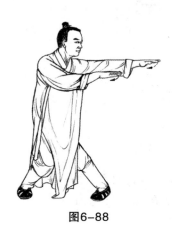

图6-88

8. 用口吐气，发"哈—"字音；同时，两掌成爪，扣指运劲，爪心向下。（图6-89）

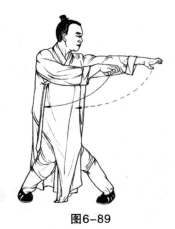

图6-89

9. 以鼻吸气；同时，身向右转，两爪后拉至腹侧，爪心向下，虎口向里。定势之后稍停，调息片刻。（图6-90）

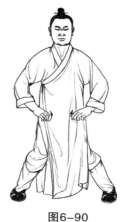

图6-90

10. 反向练习，方法参上。（图略）

11. 先以鼻把气吸满，随即口吐"哈—"字音；同时，两爪外旋，扣指成拳，拳心向上，拳面相对，仍置于腹侧。（图6-91）

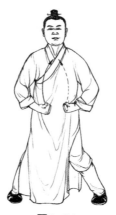

图6-91

12. 以鼻吸气；同时，两拳内旋，上提至胸前，拳面仍相对，拳心转向下。（图6-92）

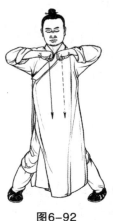

图6-92

13. 用口吐气，发"哈—"字音；同时，两拳缓缓下压，按于丹田，拳面相对，两腕挺起。（图6-93）

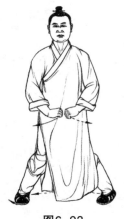

图6-93

14. 以鼻吸气；同时，左脚内收，两脚跟相靠，两脚尖外展，成外八字步；身体立起，两拳变掌，外分下垂体侧。定势之后稍停，调息片刻。（图6-94）

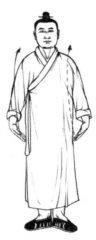

图6-94

第六节　呬字诀

【功法分解】

1．承上。以鼻吸气；同时，两掌由下向前划弧提起，掌心向下，指尖向前，平肩直伸。（图6-95、图6-95附图）

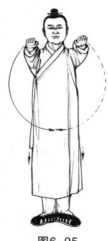

图6-95

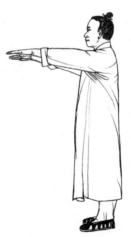

图6-95附图

2．用口吐气，发
"呬—"字音；同时，两
掌向两侧划劲，缓缓压按
于腹前，掌心向下，指尖
相对；两腿屈膝半蹲。
（图6-96）

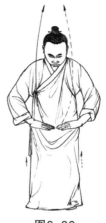

图6-96

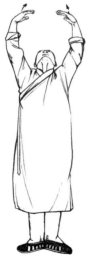

图6-97

3．以鼻吸气；同时，
两膝伸立；两掌随起身上提
至头顶前上方，掌心向下，
指尖相对，成抱球式。目视
两掌。（图6-97）

255

4．用口吐气，发
"呬—"字音；同时，
两掌内旋，掌心斜向
上，两臂成半弧状，上
体左旋。仰面上视。
（图6-98）

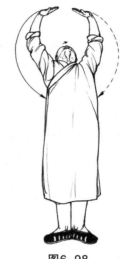

图6-98

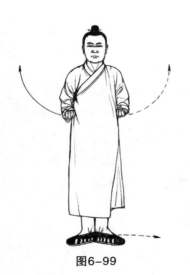

图6-99

5．以鼻吸气；同时，身
向右旋，两掌屈指握拳，外
展、下划收抱于腰间。目视
前方。定势之后稍停，调息
片刻。（图6-99）

6. 反向练习，方法参上。（图略）

7. 以鼻吸气；同时，左脚向左横开，两腿成大开步；两拳变掌，向外、向上、向后展臂托起，掌心向上，指尖向外，约与肩平，上体后仰。目视上方。（图6-100）

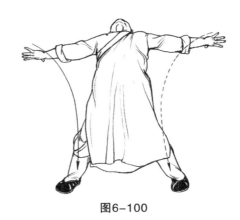

图6-100

8. 用口吐气，发"吧一"字音；同时，上体前俯，两掌向上、向下划劲，抱球于两小腿前，指尖向下，虎口向前。目视下方。（图6-101）

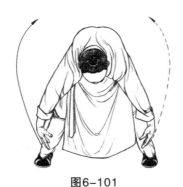

图6-101

9. 以鼻吸气；同时，两掌向后、向上划劲，直臂圆转，反手伸举于身后上方，掌心向前，指尖向上；头部向前下探。（图6-102）

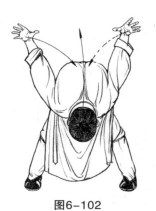

图6-102

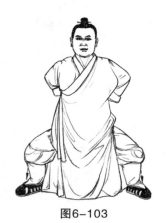

图6-103

10. 用口吐气，发"吧—"字音；同时，两臂屈肘，两掌向里下落，用掌心按住腰部；上身立起，两腿屈蹲成马步。目视前方。（图6-103）

11. 以鼻把气吸满，然后以鼻呼气；同时，两掌向下沿臀部、大腿后侧一直摩至两脚跟，掌心向前，指尖向下；臀部下沉，成低马步。目视前下方。（图6-104）

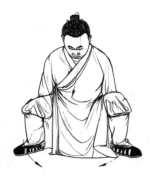

图6-104

12. 呼气不停；两掌转
至两脚里侧按地，指尖相
对，两臂伸开；上体前俯，
臀部翘起，两腿伸膝挺直。
目视下方。（图6-105）

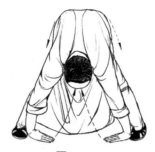

图6-105

13. 以鼻吸气；同时，臀部下坐，上身立起，两腿屈蹲成正
马步；两掌向上提至胸前，掌心向上，指尖相对。定势之后稍
停，用口吐气，发"吡—"字音。把气吐净后，再以鼻把气吸
满，继接下动。（图6-106）

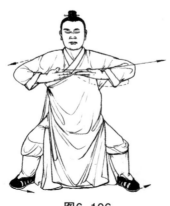

图6-106

14. 随即用口吐气，发"呬—"字音；同时，上体左转约90°，两脚摆扣成左弓步；两掌前后展臂推出，坐腕立掌，掌心皆向外，指尖皆向上，右掌稍高于肩，左掌稍低于肩。（图6-107）

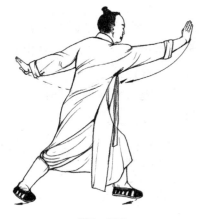

图6-107

15. 以鼻吸气；同时，身体右转约90°，两脚摆扣恢复正马步；两掌收至胸前平端，掌心向上，指尖相对。定势之后稍停，用口吐气，发"呬—"字音。（图6-108）

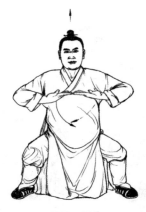

图6-108

16. 调息片刻后，反向练习，方法参上。（图略）

17. 两腿伸膝立身，两掌收抱于丹田；调匀呼吸。（图6–109）

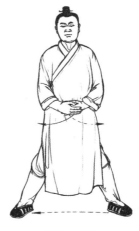

图6–109

18. 左脚内收，并步正立；两掌下落，垂于体侧。本功收势。（图6–110）

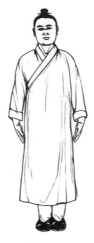

图6–110